Prof. Dr. med. Ingrid Gerhard
Apothekerin Sabine Bäumer

Mönchspfeffer, Frauenmantel & Co.

Die wichtigsten Frauenheilpflanzen für hormonelle Balance und Energie

Kompakt-Ratgeber

Haben Sie F[illegible] g?
Anregungen z[illegible]
Erfahrungen, d[illegible] mit anderen teilen möchten?

Besuchen Sie unsere sozialen Netzwerke:
www.mankau-verlag.de/forum

mankau

Impressum

Bibliografische Information der Deutschen Nationalbibliothek
Die Deutsche Nationalbibliothek verzeichnet diese Publikation in der Deutschen Nationalbibliografie; detaillierte bibliografische Daten sind im Internet über http://dnb.d-nb.de abrufbar.

Prof. Dr. Ingrid Gerhard und Sabine Bäumer
Mönchspfeffer, Frauenmantel & Co.
Die wichtigsten Frauenheilpflanzen für hormonelle Balance und Energie
Kompakt-Ratgeber
ISBN 978-3-86374-775-6
1. Auflage Oktober 2025

Mankau Verlag GmbH
Pfarrgasse 1, D-82497 Unterammergau
kontakt@mankau-verlag.de
Im Netz: www.mankau-verlag.de
Soziale Netzwerke: www.mankau-verlag.de/forum

Lektorat: Redaktionsbüro Julia Feldbaum, Augsburg
Endkorrektorat: Susanne Langer-Joffroy M. A., Germering
Cover/Umschlag: Guter Punkt GmbH & Co. KG, München
Layout: X-Design, München
Satz und Gestaltung: lydiakuehn.de, Aix-en-Provence, Frankreich

Bildnachweis:
© stock.adobe.com CarlosBarquero: 4, 6–7; Cora Müller: 4, 49–50; valya82: 5, 83–84; Алёна Игдеева: 13; ismailbasdas: 17; spline_x: 19; Nataliia Pyzhova: 25; fahrwasser: 27; Marcin: 35; behewa: 44; peterschreiber.media: 46; monticellllo: 49; Yulia: 55; kostiuchenko: 61; marog-pixcells: 66; simona: 70; Patrik Stedrak: 74; bykot: 77; stasknop: 79; Lukas: 80; Sarah Kaiser: 82; mates: 93; elnariz: 98; Popova Olga: 100; tom: 101; waechter-media.de: 103; contrastwerkstatt: 108; Pixel-Shot: 118; JUANFRANCISCO: 123; ExQuisine: 128; Lothar Drechsel: 130; Studio KIVI: 135; 9dreamstudio: 137; Marek Gottschalk: 144; nobeastsofierce: 149

Druck: Westermann Druck Zwickau GmbH, Zwickau/Sachsen

FSC www.fsc.org MIX Papier | Fördert gute Waldnutzung FSC® C110508

Hinweis für die Leser:
Die Autorinnen haben bei der Erstellung dieses Buches Informationen und Ratschläge mit Sorgfalt recherchiert und geprüft, dennoch erfolgen alle Angaben ohne Gewähr. Verlag und Autorinnen können keinerlei Haftung für etwaige Schäden oder Nachteile übernehmen, die sich aus der praktischen Umsetzung der in diesem Buch vorgestellten Anwendungen ergeben. Bitte respektieren Sie die Grenzen der Selbstbehandlung, und suchen Sie bei Erkrankungen einen erfahrenen Arzt oder Heilpraktiker auf.

Vorwort

Zunächst sieht alles ganz einfach aus. Aus dem kleinen Mädchen wird ein Teenager, und wenn es Glück hat, sollte die Menstruation jetzt mindestens dreißig Jahre lang wie ein Uhrwerk ablaufen. Zugegeben, solche Frauen gibt es heute praktisch nicht mehr. Denn andere Hormondrüsen des Körpers müssen mitspielen. Damit du diese Zusammenhänge verstehst, haben wir im ersten Teil des Buches zusammengefasst, welche Faktoren das hormonelle Gleichgewicht stören können.

Die Natur kann helfen, den Körper in die Balance zu bringen. Aus der Fülle der Heilkräuter haben wir für dich diejenigen ausgewählt, die Wirkungen bei frauentypischen Beschwerden gezeigt haben. Neben Mönchspfeffer, Frauenmantel und Traubensilberkerze werden weitere Pflanzen beschrieben, die sich rund um den Zyklus bewährt haben. Da der Eigenherstellung Grenzen gesetzt sind, werden neben der traditionellen Anwendung auch pharmazeutische Extrakte mit nachgewiesener Wirksamkeit genannt. Ziel dieses Buches ist es, dich zu befähigen, auf natürliche Weise deine Gesundheit zu erhalten oder Beschwerden zu lindern, damit Energie und Lebensfreude in deinem Frausein vorherrschen.

Inhalt

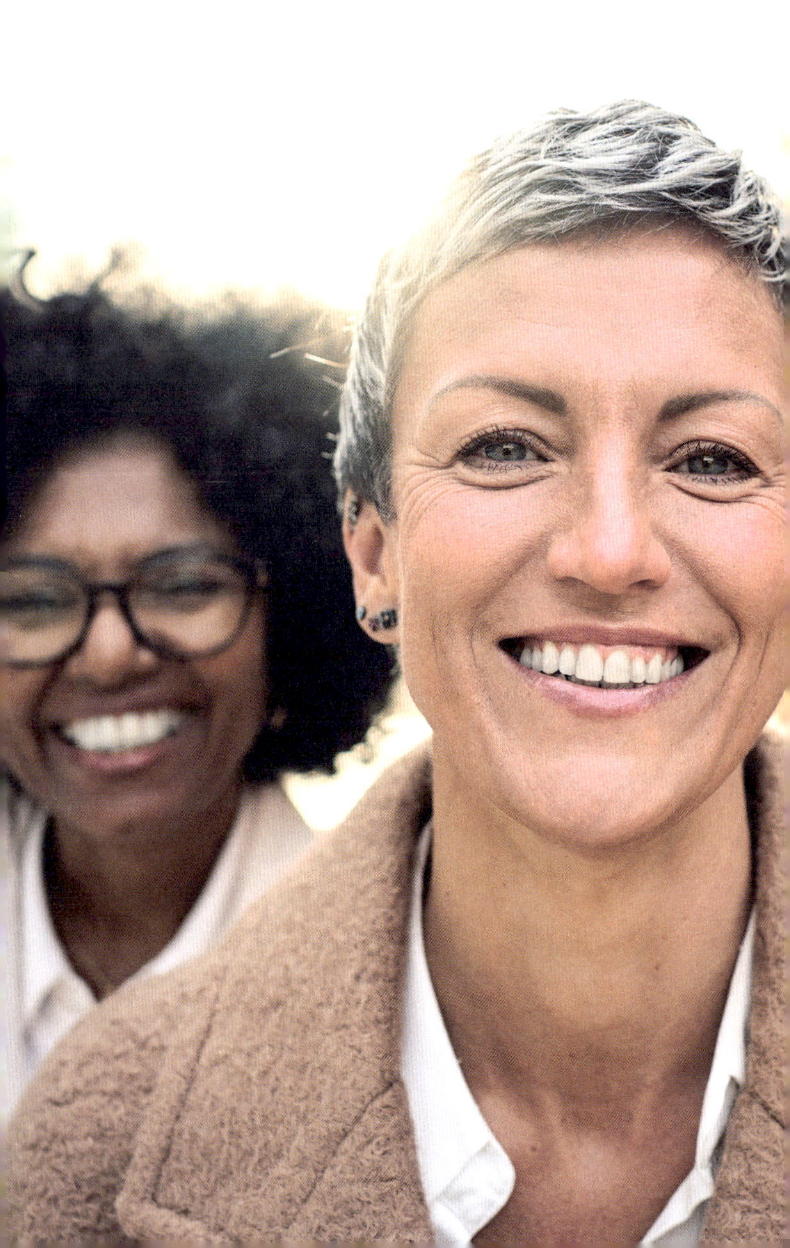

TEIL 1 Hormone – die Taktgeber im Körper

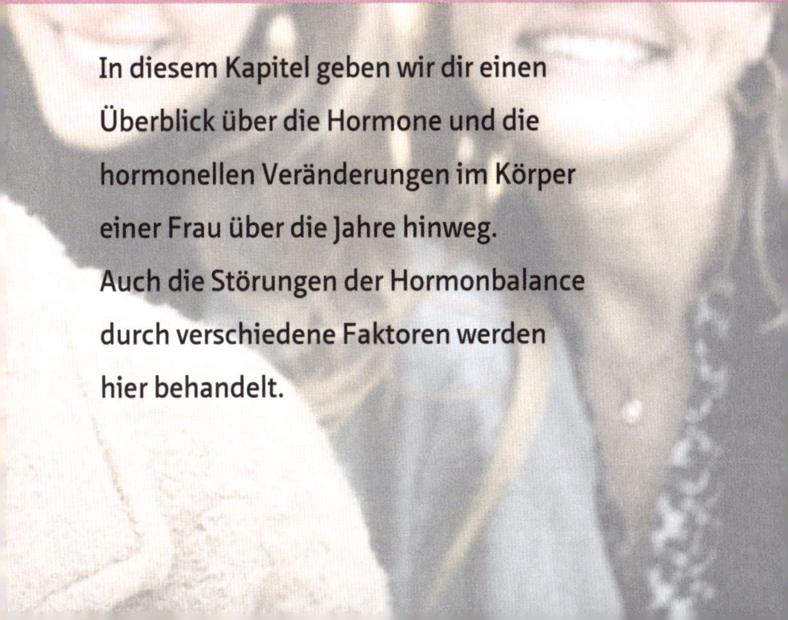

In diesem Kapitel geben wir dir einen Überblick über die Hormone und die hormonellen Veränderungen im Körper einer Frau über die Jahre hinweg. Auch die Störungen der Hormonbalance durch verschiedene Faktoren werden hier behandelt.

Hormone, die den Zyklus bestimmen

Im weiblichen Organismus sind viele Hormone am Werk, die für deine Gesundheit und dein Wohlbefinden sorgen.

Ein kurzer Überblick

Hier zunächst eine kurze Zusammenfassung der »hormonellen« Phasen im Leben einer Frau.

Pubertät und Jugend (ca. 10–20 Jahre)

In der Pubertät beginnt die hormonelle Reise mit einem starken Anstieg von Östrogen und Progesteron, die für die Reifung der Geschlechtsorgane, die Menstruation und die Entwicklung sekundärer Geschlechtsmerkmale verantwortlich sind.

- FSH (Follikelstimulierendes Hormon) und LH (Luteinisierendes Hormon) steuern den Zyklus.
- Stimmungsschwankungen, Hautprobleme und Zyklusunregelmäßigkeiten sind in dieser Phase häufig, da der Hormonhaushalt sich einpendelt.

Reproduktives Alter (ca. 20–40 Jahre)

In dieser Zeit ist die hormonelle Balance oft recht stabil.

- Östrogen und Progesteron wechseln sich während des Zyklus ab.
- Der Zyklus ist in der Regel regelmäßig, es sei denn, Stress, Ernährung oder andere Faktoren beeinflussen das Gleichgewicht.

- Der Eisprung (Mitte des Zyklus) und die fruchtbaren Tage sind deutlich spürbar.
- Schwangerschaft und Stillzeit bringen besondere hormonelle Zustände mit sich, z. B. hohe Progesteron- und Prolaktin-Spiegel.

Wechseljahre (ca. 40–55 Jahre)

Mit der Menopause (zwölf Monate ohne Menstruation) endet die Fruchtbarkeit.

- Östrogen und Progesteron sinken stark ab.
- Symptome wie Hitzewallungen, Schlafstörungen, Scheidentrockenheit, Stimmungstiefs, Gewichtszunahme und Gedächtnisprobleme können auftreten.
- Der Körper muss sich an die neue hormonelle Situation anpassen.

Prämenopause (ca. 40–50 Jahre)

Die Hormonproduktion beginnt, langsam abzunehmen.

- Östrogen- und Progesteronspiegel schwanken, oft kommt es zu Zyklusunregelmäßigkeiten, stärkerer oder schwächerer Blutung, verlängerten oder verkürzten Zyklen.
- Symptome sind Hitzewallungen, Stimmungsschwankungen, Schlafprobleme, Unruhe.
- Der Körper versucht, den sinkenden Östrogenspiegel auszugleichen, was manchmal zu Östrogendominanz führen kann (mehr Östrogen im Verhältnis zu Progesteron).

Menopause

Medizinisch bezeichnet die Menopause den Zeitpunkt der letzten natürlichen, auf einen Eisprung folgenden Menstruationsblutung im Leben einer Frau. Sie tritt meistens zwischen dem 45. und 55. Lebensjahr auf. Im offiziellen Sprachgebrauch wird aber häufig auch von der Menopause gesprochen, wenn eine Frau zwölf Monate keine Periode mehr hatte.

Postmenopause (ab ca. 55 Jahren)

Der Hormonspiegel stabilisiert sich auf einem niedrigen Niveau.

- Langfristige Folgen eines niedrigen Östrogenspiegels können Knochenschwund (Osteoporose), Herz-Kreislauf-Erkrankungen und Schleimhautveränderungen sein.
- Ein gesunder Lebensstil mit Bewegung, ausgewogener Ernährung, Stressmanagement und ggf. naturheilkundlicher oder ärztlich begleiteter Hormontherapie kann unterstützen.

Zusammenfassung

Die hormonelle Balance verändert sich über die Lebensphasen hinweg, und jede Phase bringt ihre eigenen Herausforderungen und Chancen mit sich. Ein bewusstes Beobachten des eigenen Körpers, eine gesunde Lebensweise und möglicherweise unterstützende Maßnahmen (z. B. pflanzliche Präparate, Ernährung, Hormonersatztherapie) können helfen, die Balance zu fördern und Beschwerden zu lindern.

Der Hypothalamus und seine Releasing-Hormone

Der weibliche Zyklus ist ein komplexes hormonelles Orchester, das zentral vom Gehirn gesteuert wird, genauer gesagt vom Hypothalamus. Der Hypothalamus ist ein Teil des Zwischenhirns und wirkt wie eine Schaltzentrale: Er empfängt Informationen aus dem Körper (z. B. über den Hormonstatus, Stress, Energieverfügbarkeit) und steuert über Hormone die Funktion der Hypophyse. Sein wichtigstes Hormon im Zyklus ist GnRH (das Gonadotropin-Releasing-Hormon). Es wird pulsartig freigesetzt und regt die Hypophyse an, die Hormone FSH und LH zu produzieren. Der Puls des GnRH ist entscheidend:

- Schnelle Pulse fördern eher die LH-Produktion.
- Langsame Pulse fördern eher die FSH-Produktion.
- Wird GnRH gar nicht mehr ausgeschüttet (z. B. bei extremem Stress, Untergewicht, Essstörungen), kann der Zyklus komplett aussetzen (Hypothalamische Amenorrhoe).

Die Hypophyse – Dirigentin des Zyklus

Die Hypophyse (Hirnanhangsdrüse) empfängt das GnRH-Signal und setzt zwei entscheidende Hormone frei:

- FSH (Follikelstimulierendes Hormon):
  - Fördert das Wachstum und die Reifung der Follikel in den Eierstöcken.

  - Wirkt hauptsächlich in der ersten Zyklushälfte (Follikelphase).
- LH (Luteinisierendes Hormon):
  - Verantwortlich für den Eisprung.
  - Der sogenannte LH-Peak löst das Platzen des reifen Follikels und die Freisetzung der Eizelle aus.
  - Nach dem Eisprung regt LH die Bildung des Gelbkörpers *(Corpus luteum)* an, der Progesteron produziert.

Die Eierstöcke – die Hormonfabrik

Die Eierstöcke reagieren auf FSH und LH und produzieren selbst:

- Östrogene (hauptsächlich Östradiol):
  - Gebildet in den wachsenden Follikeln.
  - Verantwortlich für den Aufbau der Gebärmutterschleimhaut (Endometrium).
  - Fördern auch die Zunahme des Zervixschleims (wichtig für die Befruchtung).
- Progesteron:
  - Produziert vom Gelbkörper nach dem Eisprung.
  - Verdickt die Gebärmutterschleimhaut, macht sie aufnahmebereit für ein befruchtetes Ei.
  - Hat eine beruhigende, stabilisierende Wirkung auf Körper und Psyche.
- Inhibin:
  - Hemmt FSH, um die Reifung weiterer Follikel zu stoppen, wenn ein Leitfollikel dominant ist.

Zyklusschema – variierend von Frau zu Frau

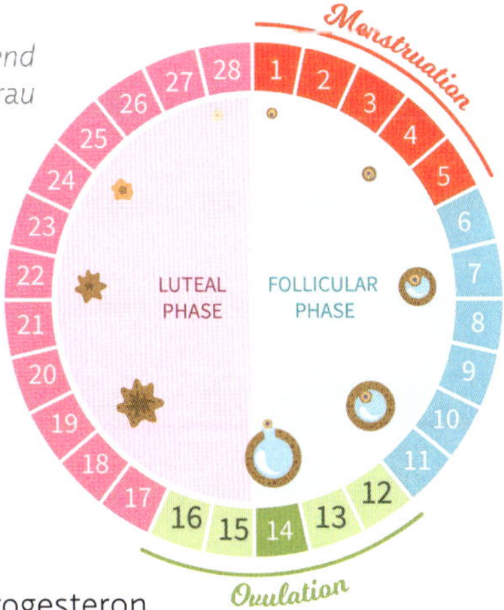

Die vier Zyklusphasen im Detail

Menstruation (Tag 1–5):

- Start des Zyklus: Die Gebärmutterschleimhaut wird abgestoßen, und es kommt zur Blutung.
- Hormonell: Östrogen und Progesteron sind stark abgesunken, daher wird die Schleimhaut nicht mehr aufrechterhalten.
- FSH steigt langsam an, um neue Follikel zu stimulieren.

Follikelphase (Tag 1–14):

- Unter dem Einfluss von FSH reifen mehrere Follikel heran, einer wird dominant.
- Die Follikel produzieren Östrogen, das die Gebärmutterschleimhaut wieder aufbaut (Proliferation).
- Östrogen-Spiegel steigt. Signal an die Hypophyse: »Alles läuft gut!«
- Ab einem bestimmten Östrogenspiegel erfolgt ein positiver Rückkopplungsmechanismus: Der hohe Östrogenspiegel löst den LH-Peak aus → Vorbereitung für den Eisprung.

Ovulation (um Tag 14):

- LH-Peak (Anstieg innerhalb von 24–36 Stunden) führt zum Eisprung: Die reife Eizelle wird aus dem Follikel freigesetzt. Gleichzeitig kommt es zu einem leichten FSH-Anstieg.
- Die Reste des Follikels wandeln sich in den Gelbkörper *(Corpus luteum)* um.

Lutealphase (Tag 15–28):

- Der Gelbkörper produziert jetzt vor allem Progesteron (und etwas Östrogen).
- Progesteron bereitet die Gebärmutter auf die mögliche Einnistung vor: Die Schleimhaut wird dicker, durchblutet und sekretorisch aktiv.
- Falls keine Befruchtung stattfindet, stirbt der Gelbkörper nach ca. 14 Tagen ab → Progesteron fällt ab → die Schleimhaut wird nicht mehr gehalten → Menstruation beginnt, und der Zyklus startet von vorn.

Rückkopplungssysteme – das hormonelle Gleichgewicht

Der Zyklus ist ein fein abgestimmtes Rückkopplungssystem:

- Negative Rückkopplung: Hohe Östrogen- oder Progesteronspiegel hemmen FSH- und LH-Ausschüttung.
- Positive Rückkopplung: Hohe Östrogenspiegel (in der späten Follikelphase) fördern kurzfristig die LH-Ausschüttung → LH-Peak → Eisprung.

Weitere wichtige Hormondrüsen im weiblichen Zyklus

Für das Feintuning des menstruellen Zyklus sind noch weitere Hormondrüsen verantwortlich.

Die Nebennieren – Stressregulation und Progesteron-Reserve

Die Nebennieren sitzen wie kleine Kappen auf den Nieren und produzieren:

- Cortisol (Stresshormon)
- Adrenalin und Noradrenalin
- DHEA (eine Vorstufe von Sexualhormonen)
- Etwas Progesteron

Wenn die Eierstöcke weniger Progesteron produzieren (z. B. in der Perimenopause), springen die Nebennieren ein und liefern einen kleinen Teil. Stress (und damit hohe Cortisolspiegel) kann den Zyklus durcheinanderbringen: Cortisol hemmt die GnRH-Ausschüttung → weniger FSH/LH → unregelmäßiger Zyklus, Eisprungstörungen, PMS. *Merke dir: Gesunde Nebennieren bedeuten einen stabileren Zyklus!*

Die Schilddrüse – Taktgeberin des Stoffwechsels und indirekter Zyklushelfer

Die Schilddrüse steuert den Stoffwechsel durch ihre Hormone T3 (Trijodthyronin) und T4 (Thyroxin). Sie beeinflusst:

- Die Empfindlichkeit der Eierstöcke auf FSH und LH.
- Die Östrogen- und Progesteronproduktion.
- Den Rhythmus der Monatsblutung.

Die Schilddrüse arbeitet eng mit dem Hypothalamus und der Hypophyse zusammen:
Der Hypothalamus schüttet TRH (Thyreotropin-Releasing-Hormon) aus; das wiederum regt die Hypophyse an, TSH (Thyreoidea-stimulierendes Hormon) auszuschütten, und steuert somit die Schilddrüse.

Bei jeder Zyklusstörung muss auch die Schilddrüse untersucht werden, denn sie kann zu viel oder zu wenig arbeiten.

- Unterfunktion (Hypothyreose) → Zyklusunregelmäßigkeiten, lange Zyklen, schlechte Eireifung, niedrige Progesteronspiegel, oft verstärkte Blutungen.
- Überfunktion (Hyperthyreose) → verkürzte Zyklen, schwache Blutungen.

Die Zirbeldrüse – verantwortlich für den Tag-Nacht-Rhythmus

Die Zirbeldrüse produziert Melatonin, das »Schlafhormon«, das nur bei Dunkelheit gebildet wird. Melatonin beeinflusst den Zyklus, weil

- es die Ausschüttung von GnRH hemmen oder fördern kann (je nach Tageszeit und Lichtverhältnissen).

- ein gesunder Schlaf-Wach-Rhythmus die Hormonproduktion stabilisiert.
- Lichtmangel (Winter, Schichtarbeit) oder Schlafstörungen den Zyklus durcheinanderbringen können.

INFO

BESONDERS SPANNEND!

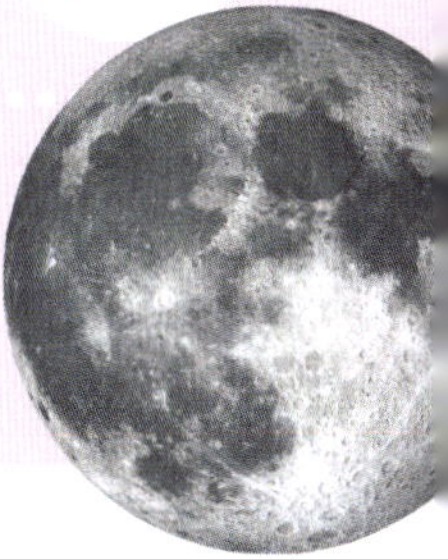

In der alten Naturheilkunde wurde der Zyklus oft mit dem Mondrhythmus (28 Tage) in Verbindung gebracht – die Zirbeldrüse als »Licht- und Zeitgeber« könnte hier eine biologische Brücke sein.

Die weibliche Sexualität

Viele Hormone wirken sich auf die weibliche Sexualität aus. Es handelt sich um ein feines Zusammenspiel.

SCHLÜSSELHORMONE FÜR LUST, ERREGUNG UND ORGASMUS

Hormon	Wirkung auf die Sexualität	Mögliche Symptome bei Mangel oder Überschuss
Östrogen	Steigert Durchblutung der Genitalien, fördert Feuchtigkeit, macht Haut und Schleimhäute geschmeidig, steigert Lust	Mangel: Trockenheit, Schmerzen beim Sex, Lustlosigkeit
Progesteron	Wirkt beruhigend, »geborgen«, unterstützt Libido in Maßen	Mangel: Unruhe, Schlafprobleme, Zyklusprobleme

Hormon	Wirkung auf die Sexualität	Mögliche Symptome bei Mangel oder Überschuss
Testosteron	Fördert sexuelle Lust, Fantasie, Orgasmusfähigkeit, Energie	Mangel: Weniger Lust, weniger Spontaneität, weniger Erregbarkeit
Oxytocin	Bindungshormon, verstärkt Nähe und Vertrauen, wichtig für Orgasmus	Mangel: Weniger Bindungsgefühl, »kalte« Sexualität, weniger Lust
DHEA	Vorläufer von Testosteron und Östrogen, fördert Libido	Mangel: Weniger Lust, geringere Energie
Cortisol	Akut anregend, chronisch hemmend – kurzzeitig kann es Lust steigern, aber auf Dauer blockiert es Sexualität	Zu hoch: Libidoverlust, Erschöpfung, kein Kopf für Sex
Prolaktin	Nach Orgasmus erhöht, beruhigt – zu viel hemmt Libido	Zu hoch: Weniger Lust, weniger Orgasmen

Lust – die »natürliche Wellenbewegung«

Störungen in dem sensiblen Hormonuhrwerk wirken sich sofort auf Libido und Orgasmusfähigkeit aus und bringen uns aus dem Takt:

- Follikelphase (1.–14. Tag, v. a. vor Eisprung):
  - Östrogen hoch → mehr Lust, Spontaneität, Erregbarkeit.
  - Haut strahlt, Körper will Nähe, Fantasie lebendiger.
- Eisprung (ca. Tag 14):
  - Testosteron-Peak = Maximale Lust, höchste Orgasmusfähigkeit, »Flirtmodus« aktiv.

- Lutealphase (15.–28. Tag):
  - Progesteron steigt → Kuschelbedürfnis, weniger »wilde« Lust, eher Wunsch nach Nähe.
  - Bei Progesteronmangel: Stimmungsschwankungen, PMS, weniger Libido.
- Menstruation:
  - Lust individuell: Manche Frauen berichten von erhöhter Sensibilität und Lust, andere von Rückzug und Ruhebedürfnis.

INFO

SO KANNST DU DEINE SEXUALITÄT HORMONFREUNDLICH UNTERSTÜTZEN

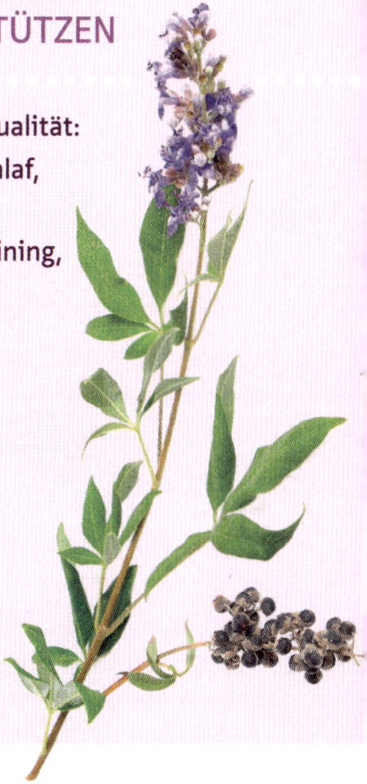

Hier einige Tipps zur Verbesserung der Sexualität:

- **Hormonbalance stärken (ausreichend Schlaf, gesunde Ernährung, Stress abbauen)**
- **Testosteron-Booster: Bewegung, Krafttraining, Zink, Omega-3, Maca**
- **Östrogenfreundlich: Leinsamen, Phytoöstrogene, B-Vitamine**
- **Progesteron natürlich fördern: Vitamin C, B6, Magnesium, Mönchspfeffer**
- **Oxytocin: Kuscheln, Umarmungen, Massagen, liebevolle Nähe**
- **Stressreduktion: Yoga, Meditation, Natur, bewusstes Atmen**
- **Bewusstsein: Lust als ganzheitliches Erlebnis – Körper, Seele, Geist**

Wie Umweltgifte den Zyklus stören

Umweltgifte, die sich auf das Hormonsystem auswirken, werden auch endokrine Disruptoren oder xeno-östrogene Substanzen (also »fremde Östrogene«) genannt (englisch: Endocrine Disrupting Substances – EDS). Sie ahmen natürliche Hormone nach, blockieren Hormonrezeptoren oder stören Enzyme, die an der Hormonproduktion und Hormon-Verstoffwechselung beteiligt sind.
Dazu gehören z. B.:

- Plastikweichmacher (z. B. BPA, Phthalate)
- Pestizide und Herbizide (z. B. Glyphosat, DDT-Rückstände)
- Industriechemikalien (z. B. PCB, Dioxine, PFAS)
- Schwermetalle (z. B. Quecksilber, Blei, Cadmium)
- Kosmetika-Inhaltsstoffe (z. B. Parabene, UV-Filter wie Octocrylen)

Sie können die Östrogendominanz fördern, Progesteron blockieren, die Schilddrüse beeinträchtigen, die Nebennieren belasten (Stressachse), Eizellqualität, Eizellreifung, Befruchtung und Einnistung stören. Viele Umweltgifte lagern sich im Fettgewebe und den Eierstöcken ein. Durch die toxischen Belastungen durch Umweltgifte werden unsere Entgiftungsmechanismen überbeansprucht, sie verbrauchen zu viele Mikronährstoffe, sodass wir trotz »gesunder Ernährung« in den Mangel geraten. Die typischen Symptome einer Umweltbelastung sind, dass sie »untypisch« sind, weil sie nicht nur das Hormonsystem, sondern auch das Immunsystem, das Nervensystem, also den gesamten Körper und Geist leiden lassen können.

Typische Frauenbeschwerden bei Umweltbelastungen

Diese Beschwerden werden von Frauen mit Umweltbelastungen am häufigsten genannt.

- Zyklusstörungen (unregelmäßig, zu lang/kurz, starke Blutungen)
- PMS, Brustspannen, Kopfschmerzen
- Endometriose, Myome, PCOS (siehe Seite 89)
- Fruchtbarkeitsprobleme
- Müdigkeit, Stimmungsschwankungen
- Schilddrüsenprobleme
- Gewichtszunahme, Wassereinlagerungen
- Infektanfälligkeit, Autoimmunerkrankungen

EINIGE PRAKTISCHE TIPPS ZUR REDUZIERUNG VON UMWELTBELASTUNGEN

- **Plastik meiden: Kein Essen oder Trinken aus Plastikflaschen/-verpackungen**
- **Naturkosmetik verwenden: Frei von Parabenen, PEGs, Silikonen, synthetischen Duftstoffen; mit der App ToxFox vom BUND und der App von Codecheck (siehe Anhang) kannst du während des Einkaufs Kosmetika, Nahrungsmittel und viele Produkte des Alltags auf relevante Umweltgifte überprüfen.**
- **Bio-Lebensmittel bevorzugen: Weniger Pestizide, weniger Schadstoffe**
- **Gefiltertes Wasser trinken: Aktivkohlefilter oder Umkehrosmose**
- **Schwermetallbelastung prüfen (z. B. Haare, Blut, Urin)**
- **Leber stärken: Bitterstoffe, Artischocke, Mariendistel, regelmäßige Entgiftungskuren**
- **Stress reduzieren: Schlaf, Achtsamkeit, Atemübungen**

Neben der Belastung unseres Körpers durch fremde chemische Substanzen hat in den letzten Jahrzehnten auch die physikalische Belastung extrem zugenommen. Da unsere Zellen sich durch feinste elektrische Ströme untereinander austauschen, kann es nicht verwundern, dass sie durch äußere elektromagnetische Felder (EMF) aus dem Takt geraten können.

Elektromagnetische Felder (EMF) und Hormonbalance

Die Wirkung von Elektromagnetischen Feldern (EMF) und Handystrahlung (hochfrequente Strahlung, Mikrowellenbereich) auf die hormonelle Balance wird zwar noch nicht immer vollständig anerkannt, aber es gibt zahlreiche Studien und Hinweise, die einen Zusammenhang zeigen.

EMF/Handystrahlung und ihre Wirkung auf die Hormone

Die Hypothalamus-Hypophysen-Achse wird gestört.

- EMF können die Taktgeber im Gehirn (Hypothalamus, Epiphyse, Hypophyse) beeinflussen.
- Die Melatoninproduktion in der Zirbeldrüse wird reduziert.
- Weniger Melatonin bedeutet:
  - Schlechter Schlaf
  - Weniger antioxidativer Schutz
  - Störungen der GnRH-Freisetzung → Zyklusstörungen

Cortisol und Stresshormone steigen.

- EMF wirken als Stressfaktor → die Nebennieren schütten mehr Cortisol aus.
- Dauerhaft hohe Cortisolspiegel → Progesteronmangel, Zyklusprobleme, PMS, Fruchtbarkeits-/Schlafstörungen

EXTRA

Östrogen-Stoffwechsel wird beeinflusst.

- Studien zeigen: EMF-Exposition kann die Östrogenproduktion in den Eierstöcken erhöhen oder senken, je nach Expositionsdauer und Intensität.
- Mögliche Folgen:
  - Östrogendominanz (wenn Leber belastet wird → weniger Östrogenabbau)
  - Störungen im Zyklus, Myome, Endometriose

Schilddrüse wird gestresst.

- Die Schilddrüse ist empfindlich gegenüber EMF → DNA-Schäden, oxidative Belastung.
- Mögliche Folgen:
  - Schilddrüsenunterfunktion
  - Hashimoto-Triggerung
  - Müdigkeit, Zyklusstörungen

Fruchtbarkeit kann beeinträchtigt werden

- EMF können die Eizellqualität verringern und die Mitochondrien in den Eierstöcken schwächen.
- Studien zeigen, dass die Fruchtbarkeit sinken kann (z. B. durch reduzierte Eizellreifung, erhöhte DNA-Schäden in den Eizellen).

SO KANN MAN DIE BELASTUNG REDUZIEREN

Es gibt einige Dinge, die du selbst tun kannst, um die Belastung in Maßen zu halten:

- **Handy nicht am Körper tragen, nachts auf Flugmodus stellen**
- **WLAN nachts ausschalten**
- **Blaulichtfilter**
- **Stressmanagement wie Atmung, Meditation**
- **Viel Naturkontakt (Erdung)**

Ernährung und ihr Einfluss auf die Hormone

Hormone werden aus bestimmten Grundbausteinen hergestellt, besonders wichtig sind:

- Das Fett Cholesterin als Basis für alle Steroidhormone (Östrogen, Progesteron, Cortisol, Testosteron). Gesunde Fette wie Avocado, Nüsse, Olivenöl, geklärte Butter sind entscheidend.
- Aminosäuren (Proteine): für Enzyme und Transportmoleküle, z. B. Hormon-Rezeptoren.
- Vitamine und Mineralstoffe:
  - Zink, Selen, Magnesium, Eisen (für Enzyme der Hormonsynthese, z. B. Schilddrüsenhormone)
  - Jod und Tyrosin (für die Schilddrüse)
  - B-Vitamine (v.a. B6, B9, B12) für die Methylierung und Entgiftung von Hormonen
  - Vitamin D: Beeinflusst fast alle Hormonsysteme, u. a. die Östrogen- und Progesteronbalance

Blutzucker und Insulin

Eine unstabile Blutzuckerkurve (durch Zucker, Weißmehl, häufiges Snacken) führt zu:

- Erhöhtem Insulin → Insulin fördert die Produktion von Androgenen (z. B. bei PCOS).
- Schwankungen von Cortisol → Stress für den Körper.
- Entzündungen und Gewichtszunahme, was wiederum

die Östrogenproduktion im Fettgewebe (Aromatase-aktivität) fördert und zu Östrogendominanz führt.

Stabile Blutzuckerwerte bedeuten stabilere Hormone. Das wiederum heißt: viel Gemüse, gesunde Fette, Proteine, ballaststoffreiche Kohlenhydrate sowie weniger Zucker, Weißmehl und Süßgetränke.

Darmgesundheit ist gleich Hormonbalance

Ein gesunder Darm ist entscheidend für die Verwertung von Nährstoffen (Vitamine, Mineralstoffe für die Hormonsynthese) sowie die Entgiftung von Hormonen: Überschüssiges Östrogen wird über die Leber, Galle und Darm ausgeschieden. Ein gestörter Darm (Dysbiose, Verstopfung) führt zur Rückresorption von Östrogen und zur Östrogendominanz.

INFO

WICHTIGE LEBENSMITTEL FÜR DEN DARM

Der Darm braucht »gesundes« Essen wie Ballaststoffe (Leinsamen, Flohsamen, Akazienfaser, Gemüse), fermentierte Lebensmittel (Sauerkraut, Kimchi, Joghurt, Kanne Brottrunk) und Bitterstoffe (Rucola, Chicorée, Löwenzahn).

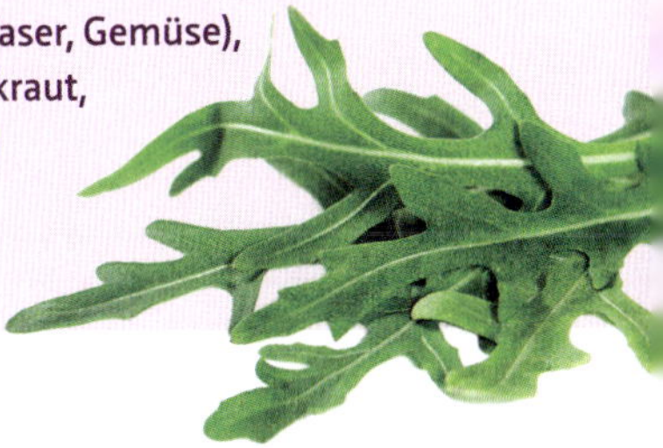

Eine überlastete Leber

Die Leber baut überschüssige Hormone (vor allem Östrogen) ab und macht sie ausscheidbar. Wird die Leber überlastet (durch Alkohol, Medikamente, Umweltgifte, Zucker), kann sie Hormone nicht mehr effektiv abbauen. Es kommt zum Hormonungleichgewicht.

Iss also leberfreundlich!

- Bitterstoffe (Artischocke, Mariendistel, Löwenzahn) (siehe auch Seite 121 ff.)
- Kreuzblütler (Brokkoli, Blumenkohl, Kohlsprossen)
- Weniger Alkohol, weniger verarbeitete Lebensmittel

Fettgewebe als Hormondrüse

Fettzellen produzieren Östrogen über das Enzym Aromatase. Zu viel Fettgewebe führt zu mehr Östrogen und zur Östrogendominanz. Ein gesunder Körperfettanteil ist daher wichtig für die Hormonbalance.

Zusammenfassung

Eine ausgewogene und gesunde Ernährung ist der Schlüssel, um:

- Hormonrohstoffe zu liefern,
- Blutzucker und Stresshormone zu regulieren,
- Leber und Darm zu entlasten,
- Entzündungen zu reduzieren,
- Östrogen und Progesteron im Gleichgewicht zu halten.

INFO

PRAKTISCHE ERNÄHRUNGSTIPPS FÜR EINE GESUNDE HORMONBALANCE

- 2–3 Portionen buntes Gemüse, 1 Portion Beeren am Tag
- Gesunde Fette: Avocado, Nüsse, Olivenöl, Kokosöl, Algenöl
- Täglich 1–2 Portionen proteinreiche Lebensmittel: Eier, Hülsenfrüchte, Fisch (aber Vorsicht, da stark mit Schwermetallen, Pestiziden, Mikroplastik belastet), Bio-Fleisch
- Bitterstoffe einbauen (Rucola, Artischocke, Löwenzahn) (siehe auch Seite 121 ff.)
- Hochwertige Kohlenhydrate: Vollkorn, Quinoa, Hirse
- Zucker und Weißmehl stark reduzieren
- Viel Wasser und Kräutertees (z. B. Frauenmantel, Schafgarbe, Brennnessel)
- Darmfreundliche Lebensmittel (Sauerkraut, Flohsamen, Kanne Bio-Brottrunk)
- Alkohol und Koffein reduzieren

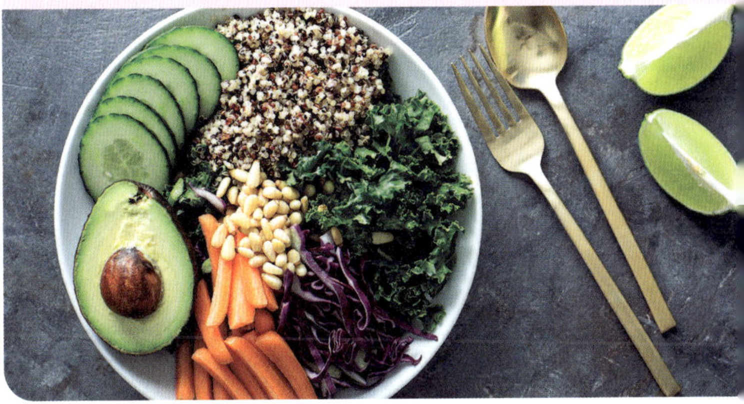

Körpergewicht und hormonelle Balance

Sowohl Untergewicht als auch Übergewicht und Adipositas können das hormonelle Gleichgewicht stören.

Untergewicht – nur noch notversorgt

Untergewicht (BMI < 18,5) bedeutet, dass der Überlebensmodus aktiviert ist. Der Körper spart Energie, die Reproduktion wird heruntergefahren.

Die Auswirkungen

- Der Hypothalamus schränkt die GnRH-Produktion ein → weniger LH und FSH → keine Eizellreifung → Periode bleibt aus (Amenorrhoe).
- Oft sehr schwache oder ausbleibende Blutungen, da
  - zu wenig Fette → keine Rohstoffe für Steroidhormone.
  - zu wenige Kalorien → Körper priorisiert das Überleben (Cortisol steigt, Sexualhormone sinken).
- Östrogen- und Progesteronspiegel sinken → kein Eisprung, Schleimhaut bleibt dünn.
- Östrogenmangel bedeutet ein erhöhtes Knochenschwund-Risiko (Osteoporose).
- Leptin (Sättigungshormon) sinkt, hemmt damit GnRH.

Typische Symptome bei Untergewicht

- Ausbleibende Periode
- Kälteempfindlichkeit

- Haarausfall
- Müdigkeit, Konzentrationsstörungen

Übergewicht – wenn Fettgewebe zur Hormondrüse wird

Übergewicht (BMI > 25) oder Adipositas (BMI > 30) bedeutet: Zu viel Fettgewebe, vor allem viszerales Fett (Bauchfett) → Fett ist nicht nur Speicher, sondern hormonaktiv!

Die Auswirkungen

- Die Aromatase-Aktivität steigt → Fettzellen wandeln Androgene in Östrogen um, und es kommt zur Östrogendominanz.
- Leptin steigt → Leptin-Resistenz → Störung der GnRH-Ausschüttung.
- Insulinresistenz entwickelt sich → höhere Insulinspiegel → mehr Androgene → Zyklusstörungen, PCOS.
- Es kommt zu Entzündungen (silent inflammations) → erhöhtes Cortisol → Progesteron sinkt → unregelmäßige Zyklen.

Typische Symptome bei Übergewicht/Adipositas

- Starke/zu häufige Blutungen (Hypermenorrhoe)
- Myome, Endometriose
- PMS, Brustspannen
- Unregelmäßige Zyklen, Eisprungstörungen
- Erhöhtes Risiko für PCOS, Diabetes, Bluthochdruck

UNTERGEWICHT VERSUS ÜBERGEWICHT IN SACHEN ÖSTROGEN

Zustand	Wirkung auf Hormone	Typische Probleme
Untergewicht	Wenig Östrogen, wenig Progesteron, Hypothalamus	Zyklus bleibt aus, Osteoporose-Risiko, Amenorrhoe
Übergewicht	Viel Östrogen durch gesteigerte Aromataseaktivität, Progesteronmangel, Insulinresistenz	Östrogendominanz, Zyklusstörungen, PCOS, PMS

Was hilft, um ins Gleichgewicht zu kommen?

Es gibt eine ganze Menge Möglichkeiten, eine hormonelle und stoffwechselbezogene Balance zu erwirken (siehe auch Seite 116 ff.).

Bei Untergewicht:

- Mehr Kalorien, gesunde Fette, regelmäßige Mahlzeiten
- Stress reduzieren, dem Körper Vertrauen schenken
- Leptin-Spiegel sanft anheben (z. B. warme Mahlzeiten, Kohlenhydrate am Abend)

Bei Übergewicht/Adipositas:

- Entzündungshemmende Ernährung (Omega-3, viel Gemüse, Bitterstoffe)
- Blutzucker stabil halten (weniger Zucker, Weißmehl, kein Alkohol)
- Ausreichend Bewegung, Muskelaufbau
- Stressmanagement (Cortisol senken)

Bewegung und hormonelle Balance

Sowohl mit zu wenig als auch mit zu viel Bewegung bzw. Sport kann deine Hormonbalance gestört werden.

Bewegungsmangel als Hormonkiller

Wenn du zu wenig Bewegung hast, passiert Folgendes:

Hormonauswirkungen

- Insulinresistenz steigt → Blutzucker bleibt hoch, mehr Insulin → fördert Östrogendominanz, PCOS-Risiko.
- Leptin-Resistenz → Hunger- und Sättigungssignale gestört → Zyklusstörungen möglich.
- Cortisol bleibt bei Stress (und ohne Bewegung zum Ausgleich) erhöht → Progesteron sinkt weiter.
- Testosteron sinkt → Weniger Muskelmasse, Antriebslosigkeit.

Folgen für den Zyklus

- Unregelmäßige Zyklen, PMS-Symptome verstärkt
- Gewichtszunahme führt zu Östrogendominanz
- Stimmungsschwankungen, Müdigkeit

Zu viel Bewegung – wenn Sport zur Stressquelle wird

Übertraining kann den Körper in einen chronischen Stresszustand versetzen. Das führt zu einem Ungleichgewicht in der Hypothalamus-Hypophysen-Nebennierenrinden-Achse (HPA-Achse) und der Hypothalamus-Hypophysen-Gonaden-Achse (HPG-Achse).

Hormonauswirkungen

- Cortisol steigt dauerhaft → Progesteron sinkt (Progesteron wird in Cortisol umgewandelt, »Pregnenolon-Diebstahl«).
- Östrogen sinkt (Hypothalamus bremst GnRH), und der Zyklus bleibt aus (Hypothalamische Amenorrhoe).
- Progesteron sinkt → PMS, unregelmäßige Zyklen.
- Schilddrüsenfunktion reduziert → weniger T3, Stoffwechsel verlangsamt.

Folgen für den Zyklus

- Ausbleibende Periode (Amenorrhoe)
- Gelbkörperschwäche, unregelmäßige Zyklen
- PMS, Schlafstörungen, Erschöpfung
- Niedrige Libido, Haarausfall

DIE DOSIS MACHT'S!

Bewegung	Wirkung auf Hormone	Empfehlung
Zu wenig	Insulinresistenz, Östrogendominanz, Entzündungen	Mindestens 30 Min. moderate Bewegung pro Tag
Genau richtig	Blutzucker stabil, Cortisol reguliert, Progesteron geschützt	3- bis 4-mal pro Woche Kraft plus Ausdauer, Rest moderat
Zu viel	Hoher Cortisolspiegel, Östrogen- und Progesteronmangel, Zyklusstörungen	Max. 4-mal intensiv, Rest Regeneration

Psychische Belastungen und die hormonelle Steuerzentrale

Psychische Belastungen, wie Stress, Ängste, Traumata, Depressionen wirken sich tiefgreifend auf die hormonelle Balance aus, weil sie direkt in die Steuerzentrale der Hormone eingreifen. Wenn Stress oder psychische Belastungen da sind, schaltet der Körper auf Überlebensmodus:

- Fokus auf »Flucht oder Kampf« (Fight or Flight).
- Reproduktion und Regeneration werden zurückgefahren.
- Cortisol wird hochgefahren, Progesteron, Östrogen, Testosteron und Schilddrüsenhormone sinken.

Unsere Stresshormone Cortisol und Adrenalin

Um Stress zu begegnen, stehen unserem Körper diese beiden Hormone zur Verfügung.

Akuter Stress

- Adrenalin schießt hoch → schneller Puls, hoher Blutdruck.
- Cortisol steigt → bereit für Kampf oder Flucht.

Chronischer Stress

- Cortisol bleibt hoch → unterdrückt Progesteron (Pregnenolon-Diebstahl!).

- Hypothalamus bremst GnRH → Weniger LH und FSH → Zyklusprobleme, Eisprung bleibt aus.
- Schilddrüse fährt runter → Weniger T3/T4 → Müdigkeit, Gewichtszunahme, Depressionen.
- Insulinresistenz → Heißhunger, PMS, PCOS-Risiko steigt.
- Erhöhte Entzündungsmarker → Verstärkt Endometriose, Myome.

FOLGEN DER HORMONELLEN UND PSYCHISCHEN DYSBALANCE

Psychische Belastung	Hormonelle Folge	Symptome
Chronischer Stress	Cortisol hoch, Progesteron/Östrogen/Testosteron runter	Zyklusprobleme, PMS, Müdigkeit
Traumata	HPA-Achse-Überlastung, Cortisol-Dysbalance	Unregelmäßige Zyklen, Erschöpfung, Gewichtsschwankungen
Depressionen	Niedriges Cortisol, evtl. Schilddrüsenunterfunktion	Antriebslosigkeit, Libidoverlust, Zyklusstörungen
Angststörungen	Cortisol hoch, Adrenalin hoch, Progesteron niedrig	Schlafstörungen, innere Unruhe, PMS
Burn-out	Cortisol-Ausschüttung erschöpft	Erschöpfung, niedriger Blutdruck, Zyklusausfall

INFO

WAS HILFT, UM HORMONE UND PSYCHE ZU STABILISIEREN

Es gibt einige Möglichkeiten, um auf sich selbst zu achten und sich Gutes zu tun. Dazu gehören unter anderem:

- Stressreduktion (Yoga, Atmung, Meditation, Natur)
- Traumaarbeit (Therapie, EMDR, Somatic Experiencing)
- Rhythmus im Alltag (Schlaf, Ernährung, Bewegung)
- Nährstoffe für die HPA-Achse: Magnesium, B-Vitamine, Omega-3, Adaptogene (Ashwagandha, Rhodiola, Ginkgo und Ginseng)
- Entspannungstechniken lernen (Herzmeditation, Klopfakupressur, Journaling)

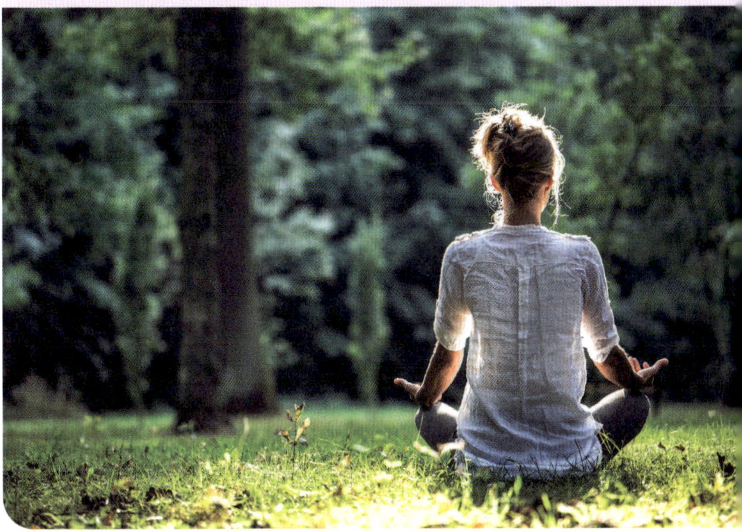

Schlaf – der Taktgeber für die hormonelle Balance

Der Körper hat einen Tag-Nacht-Rhythmus, der vom suprachiasmatischen Nukleus im Hypothalamus gesteuert wird. Der Schlaf beeinflusst Vorgänge im Organismus:

- Die Hypothalamus-Hypophysen-Gonaden-Achse (HPG) → steuert Zyklus.
- Die Hypothalamus-Hypophysen-Nebennierenrinden-Achse (HPA) → steuert Stresshormone.
- Die Schilddrüsenfunktion → steuert Stoffwechsel und Energie.
- Schlafmangel = Störung in der Zentrale!
- GnRH-Produktion im Hypothalamus wird gestört → weniger LH, FSH → Zyklusstörungen.
- Cortisol steigt → Progesteron sinkt → PMS, unregelmäßiger Zyklus.

WIE DER SCHLAF DIE HORMONE REGULIERT

Schlafphase	Hormonelle Prozesse
Einschlafphase (Melatonin steigt)	**Melatonin beruhigt die HPA-Achse, schützt Eierstöcke vor oxidativem Stress**
Tiefschlaf (1. Nachthälfte)	**Wachstumshormon (HGH) steigt → Zellregeneration, Entgiftung, Hormonproduktion (FSH, LH) reguliert**
REM-Schlaf (2. Nachthälfte)	**Stressverarbeitung, Cortisol-Ausgleich, Hypothalamus stabilisiert Taktgeber**
Gesunder Schlafrhythmus	**Regelmäßige LH/FSH-Pulse → Eisprung möglich, Progesteron stabil, Östrogen balanciert**

- Melatonin sinkt → weniger Schutz vor oxidativem Stress, Zysten/Myome wahrscheinlicher.
- Insulinresistenz → Östrogendominanz möglich → Zyklusprobleme, PMS.

Schlafmangel und Zyklusprobleme

Mangelnder Schlaf kann:

- Eisprung verhindern/verschieben/PMS verstärken.
- Progesteron absenken (weniger Gelbkörperproduktion).
- PCOS-Symptome triggern (Insulinresistenz steigt).
- Libido senken, Stimmungsschwankungen verstärken.

INFO

TIPPS FÜR BESSEREN SCHLAF (UND STABILE HORMONE)

Es gibt einige Tricks, die dir helfen, besser zu schlafen:

- **Rhythmus einhalten (immer gleiche Schlafenszeit).**
- **Abends Bildschirme reduzieren (Melatonin schützen!)**
- **Netzfreischalter einrichten und WLAN ausschalten.**
- **Proteinreiche Abendmahlzeit und Komplex-Kohlenhydrate (→ stabiler Blutzucker).**
- **Dunkel und kühl schlafen.**
- **Magnesium, Glycin, Ashwagandha einnehmen, sie sind sanfte Helfer.**
- **Keinen intensiven Sport spätabends – Stresshormone nicht anfeuern.**
- **Keine schwierigen Gespräche am Abend.**
- **Rituale: Atemübungen, Lesen, warmes Bad!**

Und was passiert nachts noch im Körper?

Nachts ist unser Organismus aktiv. Zwischen zwei und vier Uhr sinkt die Körpertemperatur ab – die Tiefschlafphase ist vorbei, die Träume sind wild. Zwischen vier und sechs Uhr steigt das Cortisol stark an – der Körper wird auf »Alarmbereitschaft« hochgefahren. Zwischen sechs und zehn Uhr passieren die meisten Herzinfarkte und Schlaganfälle. Warum? In dieser Zeit steigen Blutdruck und Gerinnungsneigung deutlich an.

Was macht die REM-Phase?

REM steht für »Rapid Eye Movement« – das ist die Phase, in der du am intensivsten träumst. Hier wird emotionales Lernen gestärkt, also alles, was mit Gefühlen und Stress zu tun hat; und davon hat man jede Menge als Mensch und besonders als Frau. Die REM-Phase hilft:

- Emotionen zu verarbeiten.
- deine Kreativität zu fördern.
- Verbindungen zwischen Erinnerungen herzustellen.

Stell dir die REM-Schlafphase wie das Kino deines Gehirns vor – wild, bunt und völlig absurd. Dein Körper liegt ruhig wie ein nasser Sack da, aber dein Gehirn führt ein Feuerwerk an Träumen auf. Augen zucken, Herzschlag variiert, und das Gehirn arbeitet fast so aktiv wie am Tag – nur ohne Logik. Während du schläfst, wird der Gehirnspeicher entmüllt. Vor allem in der Tiefschlafphase passiert dieser »Reset«: Unwichtige Informationen werden gelöscht, wichtige weitergeleitet. Gleichzeitig wird das Gehirn chemisch »gewaschen« – Abfallprodukte werden abtransportiert, ähnlich wie bei einer nächtlichen Putzkolonne.

Und was macht die Gedächtniszentrale? Der Hippocampus ist dein innerer Archivchef – er sammelt tagsüber Erlebnisse, sortiert sie vor und entscheidet nachts, was ins Langzeitgedächtnis darf.

Entscheidende Vorgänge

Zellreparatur, Entgiftung und seelisches Aufräumen sind ohne Schlaf nicht möglich.

- Reparatur und Regeneration: Zellwachstum, Hauterneuerung, Muskelaufbau
- Nachts ist Baumeister Körper am Werk.
- Immunsystem auf Stand-by-Feuerwehr: T-Zellen patrouillieren besonders aktiv im Tiefschlaf.
- Hormonproduktion: Das Wachstumshormon (HGH) – nicht nur was für Pubertierende – wird nachts ausgeschüttet.
- Entgiftung im Gehirn: Das lymphatische System wäscht nächtlich den Kopf durch.
- Seelisches Aufräumen: Im REM-Schlaf wird emotionaler Müll aussortiert (deshalb träumen wir Quatsch).
- Die Melatonin-Produktion startet nur bei Dunkelheit.
- Immunsystem und Leber arbeiten laut Organuhr zwischen 1 und 3 Uhr auf Hochtouren → vorher also alle Mittel verabreichen (z. B. Pflanzenextrakte, Präbiotika,

Immunbooster; aufpassen, dass kein Muntermacher dabei ist!).

- Abends eingenommene Stoffe für das Immunsystem nutzen die Regenerationsphase optimal.

WICHTIGE NEUROTRANSMITTER FÜR GUTEN SCHLAF

Botenstoff	Wirkung im Schlaf	Förderung durch
Melatonin	Schlafauslöser, reguliert zirkadianen Rhythmus	Dunkelheit, Tryptophan, kein Blaulicht
GABA	Hauptberuhiger im Gehirn, hemmt Überreizung	Baldrian, Passionsblume, Magnesium, Meditation
Serotonin	Stimmung, Schlaf-vorbereitung – Vorstufe von Melatonin	Tryptophanreiche Kost, Bewegung, Licht
Dopamin	Aktivitätssteuerung – zu viel = wach, zu wenig = platt	Ausgeglichen durch Tageslicht und Rhythmen
Noradre-nalin	Weckt, hält wach – muss nachts »runtergefahren« werden	Kein Stress vor dem Schlaf, Entspannung, Atemübungen
Histamin	Wachmacher – deshalb Antihistaminika = schlaf-fördernd	Kontrolle bei Allergien und Magenproblemen

INFO

CHEMISCHE SCHLAFMITTEL

Mit chemischen Schlafmitteln ist das ein bisschen so, wie wenn du den Kinovorhang zuziehst und stattdessen eine PowerPoint-Präsentation laufen lässt. Du schläfst zwar, aber die wichtigen Phasen wie REM werden oft unterdrückt oder verschoben – was langfristig den Erholungswert des Schlafes mindert. Dein Körper ruht, aber dein Hirn sagt: »War das jetzt wirklich Erholung?«

Die Organuhr – wenn irgendwer nachts Theater macht

Du wachst nachts immer zwischen 1 und 3 Uhr auf? Herzlichen Glückwunsch – du bist entweder im Jetlag, in den Wechseljahren oder auf einer Ehrenrunde mit deiner Leber. Denn laut der Traditionellen Chinesischen Medizin (TCM) meldet sich in dieser Zeit das Organ, das für Entgiftung, Energieverteilung und den »emotionalen Hausputz« zuständig ist: die Leber. So ist es mit vielen Organen; sie alle haben ihre Zeiten, in denen sie aufdrehen.

Die Bedeutung der Organuhr

Die Organuhr ist eine jahrtausendealte Beobachtung aus der TCM – sie ordnet jedem Organ ein energetisches Zeitfenster von zwei Stunden zu, in dem es besonders aktiv ist. Hast du Defizite, die sich nicht sofort in den Blutwerten zeigen, dann spürst du das dennoch: Du wachst auf, genau zu der Zeit, in der das Organ sehr aktiv ist. Ob das aus naturwissenschaftlicher Sicht exakt stimmt, ist strittig – aber die Chronobiologie zeigt: Auch unsere Organe haben eine innere Uhr. Deshalb müssen manche Medikamente auch zu bestimmten Zeiten eingenommen werden.

DIE WICHTIGSTEN ZEITFENSTER

Uhrzeit	Organ (TCM + Medizin)	Mögliche Hinweise
1–3 Uhr	Leber	Stress, Alkohol, Hormonabbau, Wut
3–5 Uhr	Lunge	Asthmaanfälle, Trauer, Atemnot
5–7 Uhr	Dickdarm	Der »Loslass-Moment« – im doppelten Sinn
6–9 Uhr	Magen	Jetzt wäre Frühstück angebracht ...

Und was ist mit den Wechseljahren?

Willkommen im nächtlichen Hormontheater! Das sinkende Östrogen plus Progesteron führt zu hitzigen Nächten, flatternden Gedanken und unruhigem Schlaf. Das Nervensystem reagiert schneller auf innere Reize, und wenn dann noch ein Glas Wein mit der Leber diskutiert, wird's eng mit dem Durchschlafen. Frauen berichten vom »plötzlichen Wachsein um 2:23 Uhr mit Hitzewallung, Gedankentornado und keiner Chance mehr auf Schlaf«. Da hilft auch nicht mehr Schäfchen zählen! Der Schlaf ist ein feines Konzert aus Hormonen, Organfunktionen und Nervensystem – am besten lässt man ihn nicht von Cola, Koffein, Kortisol- oder Netflix-Konsum stören.

SCHLAFKILLER, DIE (AUCH) ÄRZTE OFT UNTERSCHÄTZEN

Ein paar Dinge, die den Schlaf sicher beeinflussen, kennen wir:

- **Betablocker: gut fürs Herz, schlecht für den Melatoninspiegel**
- **Antidepressiva (SSRI, SNRI): können den Tiefschlaf reduzieren**
- **Cortison: auch wenn es morgens eingenommen wird**
- **Koffein: Halbwertszeit ca. 5–7 Stunden – auch wenn der Espresso um 17 Uhr »harmlos« schmeckt**
- **Rotwein: macht müde, aber zerstört die REM-Phase. Also leider kein Schlummertrunk.**

Besser schlafen – mit Köpfchen und Chronobiologie

Stell dir deinen Körper wie ein gut organisiertes Orchester vor – aber jedes Instrument hat seinen eigenen Takt. Die Chronobiologie ist der Dirigent, der dafür sorgt, dass

Hormone, Organe, Temperatur, Schlaf und sogar Laune im Rhythmus bleiben. Und das ganz ohne Taktstock, sondern mit inneren Uhren. Was kannst du tun?

- Achte auf deine eigene »innere Uhr«: Bist du Eule oder Lerche?
- Nutze Tageslicht morgens: Es stabilisiert deinen zirkadianen Rhythmus.
- Abends runterdimmen: Handy, Hektik und LED sind Schlafräuber.
- Sanfte pflanzliche Helfer: Lavendel, Melisse & Co. wirken im Einklang mit deiner Chronobiologie.

Dein Körper hat eine Hauptuhr im Gehirn und Tausende kleine Nebenuhren in den Organen. Die sagen dir:

- wann du wach wirst (nicht, wenn der Wecker klingelt, sondern wenn das Cortisol sagt: »Aufstehen, Schlafmütze!«).
- wann du aufs Klo musst (Darm: »Jetzt wär's günstig!«).
- wann du am klügsten bist (vormittags).
- wann Medikamente wirken.
- wann du Schmerzen besser erträgst, also besser in der Mittagszeit zum Zahnarzt!

WANN NIMMST DU ALSO AM BESTEN WELCHE MEDIKAMENTE?

- **Blutverdünner (z. B. ASS): am Spätnachmittag/Abend**
- **Cortison: frühmorgens (zwischen 6–9 Uhr), denn da ahmt es den natürlichen Cortisolrhythmus nach – weniger Nebenwirkungen, mehr Wirkung.**
- **Cholesterinsenker (Statine): abends, denn die Leber produziert nachts am meisten Cholesterin. Also Angriff zur Primetime!**
- **Antihistaminika gegen Allergien: abends, denn die Histaminfreisetzung (und damit Niesen und Jucken) steigt nachts und morgens.**

EXTRA

Heilpflanzen folgen dem inneren Takt

Einige Pflanzen wirken direkt auf den Schlaf, die körperliche und seelische Beruhigung. Nutze sie für dich!

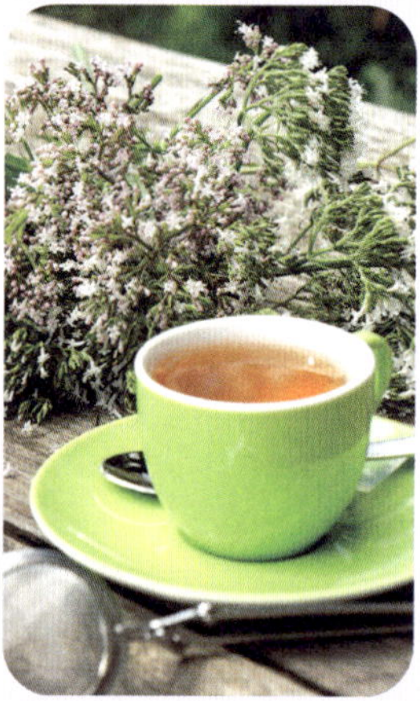

- **Baldrian** – der »alte Hase« unter den Schlafpflanzen: Wenn Pflanzen einen Doktortitel tragen könnten, wäre *Valeriana officinalis* längst Professor für Tiefschlafkunde. Wirkt auf GABA-Rezeptoren – also genau dort, wo auch Schlafmittel ansetzen, nur sanfter. Kein Knock-out, aber ein liebevolles »Jetzt ist's gut« fürs Nervensystem, abends zur Beruhigung und Unterstützung der natürlichen Melatonin-Produktion.
- **Passionsblume** – die Seelentrösterin: *Passiflora incarnata* wirkt wie die beste Freundin, die sagt: »Mach dir nicht so einen Kopf.« Angstlösend, entspannend, v.a. bei nervöser Unruhe und innerer Zappeligkeit. Ideal kombiniert mit Baldrian, wenn das Gedankenkarussell Überstunden macht.
- **Hopfen** – das Bier der botanischen Schlafforschung: *Humulus lupulus* enthält Phytoöstrogene und wirkt beruhigend auf das zentrale Nervensystem. Besonders bewährt in den Wechseljahren, wenn die innere Unruhe hormonelle Wurzeln hat. Ein Kombinationskünstler in vielen Fertigarzneimitteln (z. B. mit Baldrian).
- **Lavendel** – der Duftthherapeut: Ob als Öl, Tee oder Kapsel – *Lavandula angustifolia* wirkt angstlösend und schlaffördernd, z. B. in Form des Extrakts WS 1265 als Arzneimittel. Studienbelegt – bei Unruhe, Ängsten und Einschlafstörungen.

EXTRA

- **Melisse** – die Pflanze mit Herz für Herz und Hirn: *Melissa officinalis* entspannt Körper und Geist, wirkt leicht krampflösend, beruhigend und hilft, wenn Stress auf den Magen schlägt. Ideal als Tee oder in Kombination mit anderen Pflanzen.

SANFTE SCHLUMMERHELFER AUS DER PFLANZENWELT

Pflanze	Wirkung	Typische Anwendung	Besonderheit
Baldrian	Beruhigend, schlaffördernd	Kapseln, Dragees, Tee	GABA-verwandte Wirkung – Klassiker
Passionsblume	Angstlösend, entspannend	Kombi-Präparate, Tee	Gut bei nervösem Einschlafproblem
Hopfen	Beruhigend, hormonell unterstützend	Kombi mit Baldrian, auch Tee	Besonders bei Wechseljahresunruhe
Lavendel	Angstlösend, stressabbauend	Öl, Kapsel als Arzneimittel, s.o., Duftherapie	Studienbelegt, duftet herrlich
Melisse	Entspannend, entkrampfend	Tee, Tinktur	Magenfreundlich bei Stressreaktionen

WANN PFLANZLICH NICHT REICHT

Bei schweren Schlafstörungen, Depressionen oder psychiatrischen Grunderkrankungen sind Pflanzen gute Begleiter, aber keine Einzelkämpfer. Dann gilt: ärztlich abklären und auch einmal in die Chemiekiste greifen, dann braucht es den Hammer auf dem Kopf, um den notwendigen Reset zu erreichen. Die Chronopharmakologie hilft, Medikamente und Heilpflanzen im richtigen Moment einzusetzen – damit es für den Körper passt und die Wirkung optimal ist!

EXTRA

Chronische Entzündungen – der »stille Brandherd« im Körper

Eine chronische Entzündung ist wie ein permanentes Feuer im Körper, welches das Immunsystem und die Hormonproduktion belastet. Sie kann durch viele Faktoren entstehen:

- Infektionen (z. B. Epstein-Barr-Virus, Borreliose)
- Ungesunde Ernährung (Zucker, Transfette, verarbeitete Lebensmittel)
- Stress (Cortisol-Dysbalance)
- Umweltgifte (Plastik, Pestizide)
- Störfelder (z. B. Zahnherde, Parodontitis)
- Rauchen, Alkohol

Immer mehr Menschen leiden an chronischen Entzündungen im Körper und fühlen sich deshalb krank.

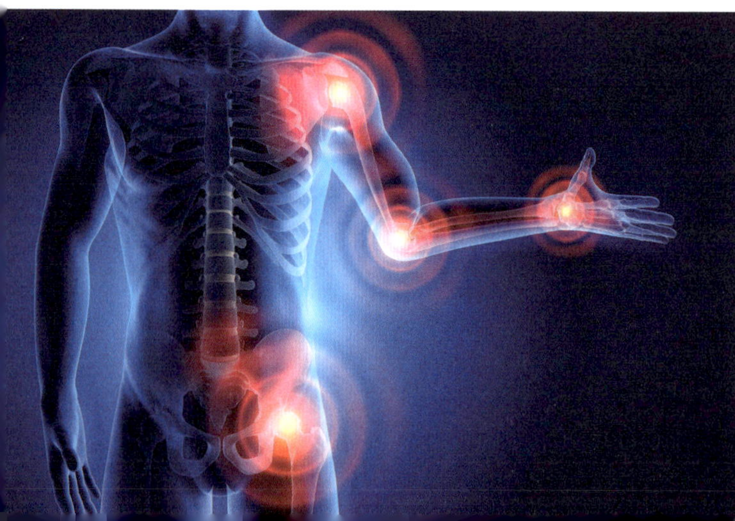

Entzündungen und hormonelle Dysbalance

Infekte (viral oder bakteriell) und Entzündungen können nicht nur zu Fieber und Schmerzen führen, sie können auch die Hormone aus dem Takt bringen.

Progesteronmangel

- Entzündungen aktivieren den Cortisol-Stoffwechsel.
- Progesteron wird »gestohlen« → Vorläuferhormon für Cortisol.
- Weniger Progesteron = unregelmäßige Zyklen, PMS, PMDS, Gelbkörperschwäche.

Östrogendominanz

- Entzündungen stören die Leberentgiftung → Östrogen kann nicht gut abgebaut werden.
- Schlechter Östrogenabbau → zu viel aktives Östrogen.
- Folge: Myome, Zysten, Endometriose, starke Blutungen.

Insulinresistenz und PCOS-Risiko

- Chronische Entzündung erhöht Zytokine (z. B. TNF-α, IL-6). Diese hemmen die Insulinsensitivität → Blutzuckerspiegel steigt.
- Hoher Insulinspiegel fördert die Aromatase (→ mehr Östrogen) und Testosteronproduktion in den Eierstöcken → PCOS-Symptome.

Schilddrüsenbelastung

- Entzündungen können Hashimoto-Thyreoiditis triggern.
- Zytokine stören die Umwandlung von T4 in aktives T3 → Müdigkeit, Gewichtszunahme, Zyklusprobleme.

Eierstockentzündung (Ovarielle Inflammation)

- Entzündung im Gewebe der Eierstöcke → beeinträchtigt die Eizellreifung.
- Erhöhtes Risiko für Zyklusausfälle, Unfruchtbarkeit.

CHRONISCHE ENTZÜNDUNG UND HORMONE

Entzündungsfolge	Hormonwirkung	Symptome
Progesteron sinkt	Weniger Eisprünge, PMS, PMDS	Unregelmäßige Zyklen, Stimmungsschwankungen
Östrogen steigt	Östrogendominanz, PMS	Zysten, Myome, Endometriose, Brustspannen
Insulinresistenz	PCOS-Risiko, mehr Androgene	Akne, Haarausfall, Gewichtszunahme
Schilddrüse blockiert	Weniger T3	Müdigkeit, Gewichtszunahme, Zyklusprobleme
Eierstöcke entzündet	Eizellreifung gestört	Zyklusstörungen, unerfüllter Kinderwunsch

Was gegen chronische Entzündungen hilft

Chronische Entzündungen belasten den Körper oft leise, aber dauerhaft. Die gute Nachricht: Mit Ernährung, Pflanzenkraft und gezielten Lebensstilmaßnahmen lässt sich viel tun.

- Entzündungsarme Ernährung (viel Gemüse, Omega-3, Kurkuma, Ingwer, Weihrauch, wenig Zucker)
- Zähne und Zahnfleisch pflegen
- Darmgesundheit stärken (Ballaststoffe, Probiotika, kein Junkfood)
- Antientzündliche Pflanzenstoffe (Grüntee, Polyphenole, OPC, Quercetin)
- Omega-3-Fettsäuren (EPA/DHA, 2–3 g pro Tag)
- Schlaf und Erholung
- Stressmanagement (Yoga, Meditation, Atemübungen)
- Detox: Umweltgifte meiden, Leber entlasten (z. B. Bitterstoffe, Mariendistel)

Die Bedeutung gesunder Ernährung wird häufig unterschätzt.

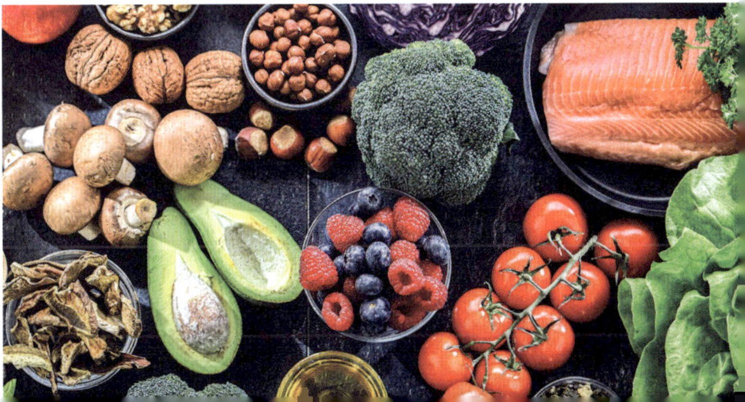

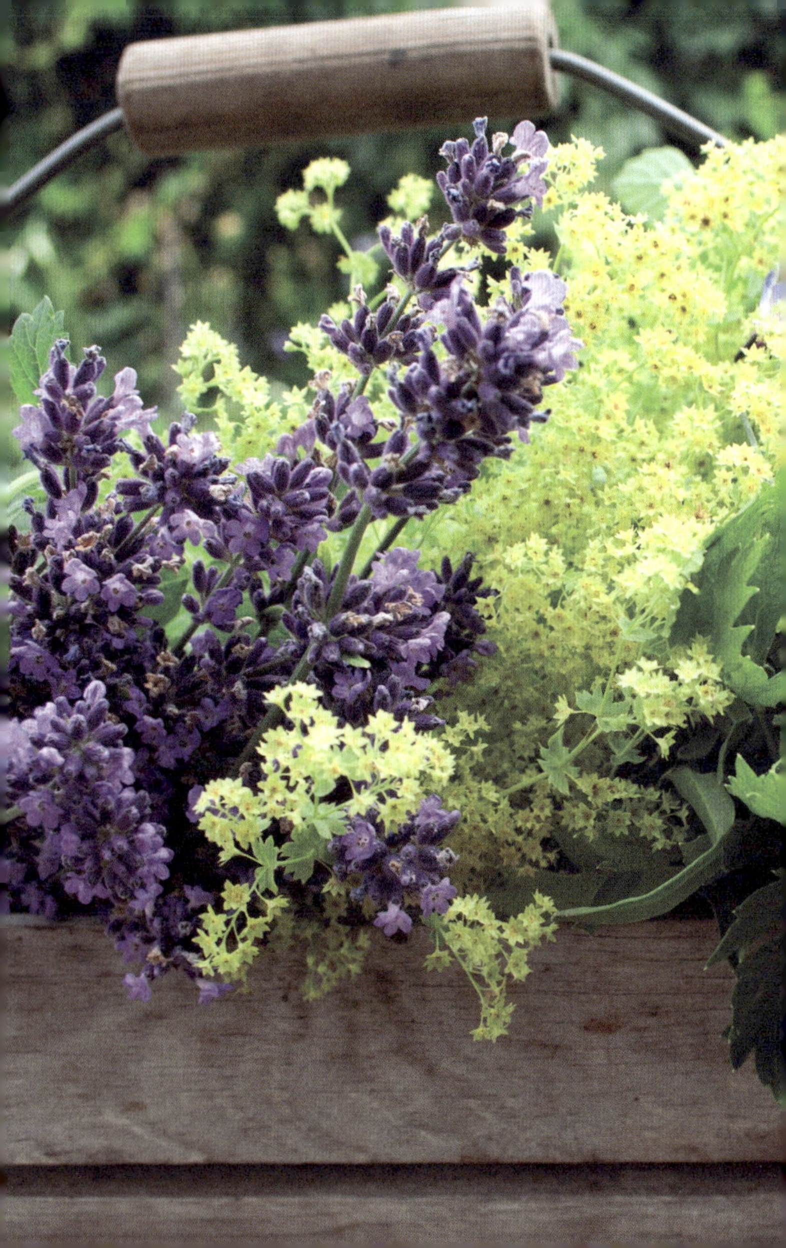

TEIL 2
Heilpflanzen für die Gesundheit

Heilpflanzen bieten gegenüber synthetischen Arzneimitteln den Vorteil natürlicher Wirkstoffkombinationen mit Multi-Target-Effekten und oft besserer Verträglichkeit – vorausgesetzt, sie werden mit Erfahrung und fachkundigem Wissen und in der richtigen Konzentration angewendet.

Die Hormonuhr und die Hilfe aus dem Reich der Natur

Die Hormonuhr der Frau ist kein starres Uhrwerk, sondern ein fein abgestimmtes Orchester – rhythmisch, lebendig, aber auch anfällig für Dissonanzen. Stress, Schlafmangel, Ernährung, Licht und Emotionen wirken wie Dirigenten auf das hypothalamisch-hypophysäre System.
Es steuert Hormone wie z. B. Östrogen, Progesteron, LH, FSH, aber auch Cortisol, Insulin und Melatonin.
Dieses Kapitel begleitet dich durch die verschiedenen Phasen der weiblichen Hormonjahreszeiten und zeigt dir, welche Pflanzen dir helfen können, mit deinem hormonellen Rhythmus im Einklang zu leben.

Pflanzen als sanfte Dirigenten

Ob Pubertät, PMS, Kinderwunsch oder Menopause – jede hormonelle Jahreszeit hat ihre Herausforderungen und Geschenke. Mit dem richtigen pflanzlichen Begleiter kannst du diese Übergänge nicht nur überstehen, sondern aktiv gestalten. Pflanzen wie Frauenmantel, Mönchspfeffer, Salbei oder Rhodiola wirken hormonmodulierend, nervenstärkend und zyklusausgleichend – ohne deinen Körper zu überfordern. Sie erinnern dich daran, dass du ein zyklisches Wesen bist, mit einem inneren Rhythmus, den du nicht kontrollieren musst, sondern begleiten darfst.

Seit vielen tausend Jahren gibt es Erfahrungen mit Heilpflanzen. Die moderne Forschung bestätigt heute, welche Wunder und Kräfte in den oft unscheinbaren Gewächsen stecken.

DIE HORMONELLEN JAHRESZEITEN UND IHRE PFLANZLICHEN BEGLEITER

Lebensphase	Hormonelles Geschehen	Pflanzenbegleiter
Pubertät (Frühling)	Östrogen und Progesteron steigen, Haut und Zyklus oft unruhig	Mönchspfeffer, Schafgarbe, Kamille, Frauenmantel
Zyklus/PMS (Aprilwetter)	Hormonelle Schwankungen, Stimmung, Brustspannen, prämenstruelles Reizdarmsyndrom	Mönchspfeffer, Johanniskraut, Melisse, Lavendel
Kinderwunsch (Sommerblüte)	LH/FSH hoch, Östrogen dominant, Progesteron wichtig	Mönchspfeffer, Himbeerblätter, Frauenmantel, Storchenschnabel
Schwangerschaft (Hochsommer)	Progesteron dominiert, hoher Nährstoffbedarf	Mikronährstoffe und Aromatherapie
Stillzeit (Spätsommer)	Prolaktin hoch, oft Progesteronmangel, Erschöpfung	Anis, Kümmel, Aromatherapie
Wechseljahre (Herbststurm)	Östrogen und Progesteron sinken	Mönchspfeffer, Traubensilberkerze, Rhodiola, Ginseng, Nachtkerze
Postmenopause (Winterruhe)	Hormonspiegel stabilisiert, aber niedrig, Fokus auf Regeneration	Traubensilberkerze, Rotklee, Yamswurzel, Granatapfel, Moringa, Reishi

Die Rückkehr der Kräuterfrauen: Altes Wissen neu entdeckt

Eine Schlüsselfigur in der Wiederentdeckung der traditionellen Pflanzenheilkunde war Maria Treben. Die österreichische Kräuterexpertin machte es sich zur Aufgabe, altes Wissen neu zu beleben und für die moderne Zeit zugänglich zu machen. Ihre Bücher und Vorträge inspirierten unzählige Menschen, sich wieder mit Heilkräutern zu beschäftigen.
Heute ist die Pflanzenheilkunde ein anerkannter Bestandteil der Medizin. Moderne Forschung kann genau bestimmen, welche Wirkstoffe in Heilpflanzen enthalten sind und wie sie im Körper wirken. Etwa 70 000 Pflanzenarten werden weltweit medizinisch genutzt – eine wertvolle Ressource in Zeiten von Resistenzen und Lieferengpässen bei Medikamenten.

Die Magie des Multi-Target-Prinzips bei Pflanzen

In der modernen Phytotherapie gilt: Eine Pflanze wirkt selten nur selektiv an einem Rezeptor oder Ort. Sie dockt an mehreren Stellen gleichzeitig an, hat verschiedene Wirkprinzipien, denn sie hat viele Inhaltsstoffe. Man spricht vom Multi-Target-Prinzip. Im Gegensatz zur klassischen Pharmakologie, bei der oft ein Wirkstoff gezielt einen Rezeptor oder eine Funktion beeinflusst, sind Heilpflanzen kleine »Vielkönner«. Sie enthalten Dutzende, teils Hunderte sekundärer Pflanzenstoffe, die vielfältig und gleichzeitig wirken.

Nehmen wir das Beispiel einer Erkältung mit Husten und Gliederschmerzen:
Paracetamol ist ein typisches Medikament aus der Schulmedizin. Es lindert Schmerzen und senkt Fieber – punktuell, gezielt, effektiv. Es »trifft« einen Wirkmechanismus.
Thymian hingegen, eine klassische Heilpflanze bei Erkältungen, wirkt ganzheitlicher: Er löst Schleim (sekretolytisch), entspannt die Bronchien (spasmolytisch), hemmt Keime (antimikrobiell) und lindert Entzündungen (antiinflammatorisch). Das bedeutet: Thymian wirkt gleichzeitig an mehreren »Targets« – ein echtes Multi-Talent, da verschiedene Stoffgruppen als Inhaltsstoffe enthalten sind. Allein das ist schon beeindruckend. Aber jetzt wird's spannend: Kombiniert man mehrere Pflanzen sinnvoll, können sich die Wirkungen ergänzen, überlagern oder sogar verstärken – und zwar, ohne sich gegenseitig zu stören. 1 + 1 ist dann eben nicht 2, sondern vielleicht mehr bzw. ein Vielfaches daraus. Und genau das ist die Idee hinter vielen modernen Pflanzenmischungen und phytotherapeutischen Arzneimitteln: Synergien nutzen statt Isolieren. Das erfordert Wissen, Erfahrung und eine Portion Wissenschaft – gestützt z. B. durch die HMPC- und ESCOP-Monografien, die nachweisen, wo Pflanzen wirken und wie sie sicher eingesetzt werden können.

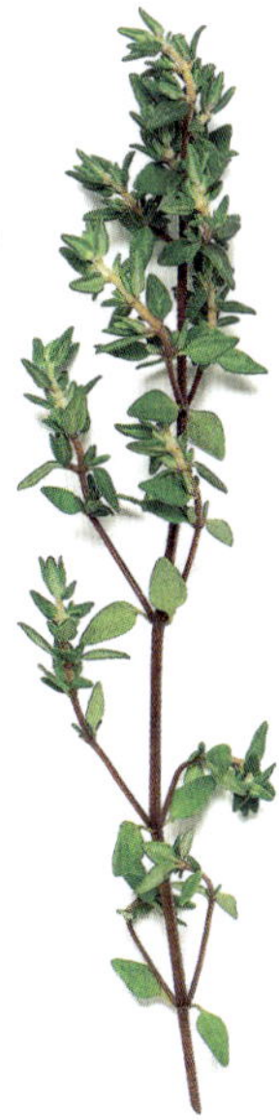
Thymian

VERGLEICH EINZELWIRKSTOFF VS. MULTI-TARGET-PFLANZE

Symptom	Paracetamol (Einzelziel)	Thymian (Multi-Target)
Fieber	Ja	Nein
Schmerzen	Ja	Gering
Schleimlösung	Nein	Ja
Hustenreiz	Nein	Ja
Keimhemmung	Nein	Ja
Entzündungs-hemmung	Nein	Ja

Zusammenfassung

Pflanzen wirken nicht eindimensional – sie agieren wie ein gut abgestimmtes Orchester. Das Multi-Target-Prinzip macht sich genau das zunutze: Es ist nicht nur ein »Viel hilft viel«, sondern viel hilft gemeinsam besser. Und wenn man dabei auf evidenzbasierte Kombinationen aus Apotheke oder selbst gemachte Rezepturen aus der Apotheke nach wissenschaftlichen Kriterien setzt, profitiert man von Natur und Wissenschaft zugleich.

Pflanzliche Arzneimittel aus der Apotheke

Wer glaubt, ein Pflanzenextrakt aus der Apotheke ist einfach nur »irgendwas mit Pflanzen«, das ich aus Internet und Supermarkt genauso und günstiger bekomme, hat ungefähr so recht wie jemand, der denkt, Holland-Tomaten schmecken wie die aus Omas Garten! Denn so, wie die Sonne, der Boden und die Pflege das Aroma der Gartentomate prägen, entscheidet beim pflanzlichen

Arzneimittel das »Rezept« über Qualität, Wirkung und Sicherheit.
In einer Welt, die sich immer schneller dreht, sehnen sich viele Menschen nach einem Ausgleich, der sanft, wirksam und verträglich ist. Die Natur liegt im Trend – mehr denn je. In Zeiten zunehmender Digitalisierung wächst die Sehnsucht nach dem Ursprünglichen, nach einem gesunden Gleichgewicht im Leben. Der Wunsch, sich mit pflanzlicher Heilkraft selbst zu helfen, ist längst zum Megatrend geworden.
Aber Dr. Google und Internet sind keine sicheren Ratgeber! Und das Thema Preisschraube kann sehr schnell auf Kosten der Qualität gehen.
Ein Arzneimittel aus der Apotheke, egal, ob als Fertigarzneimittel oder als in der Apotheke hergestelltes sogenanntes pflanzliches Rezepturarzneimittel, unterliegt anderen Standards und gesetzlichen Reglements und Voraussetzungen als ein Nahrungsergänzungsmittel.
Was passiert bei einem pflanzlichen Arzneimittel, das ich *nur* in der Apotheke bekomme?
Pflanze ist eben nicht gleich Pflanze. Und ein Pflanzenextrakt, wie es auch der Kaffee ist, entsteht nicht wie bei dem Kaffeeautomaten, in den man oben die Kaffeebohne steckt, und unten kommt der fertige heilende Extrakt heraus.
Jeder zugelassene pflanzliche Arzneiextrakt folgt einer genauen Herstellungsweise – das Endprodukt muss einen standardisierten Gehalt, Chargenkonformität und

auf den Leitwirkstoff standardisierten Wirkstoffgehalt aufweisen – entscheidend sind dafür die Ausgangsstoffe vom Samen bis zur geernteten Pflanze, aus denen später das Material für die Extraktion gewonnen wird.
Es ist so ähnlich wie beim Kuchenbacken. Ich gebe zehn guten Bäckerinnen die Zutaten für den Kuchen, aber kein Rezept, wie sie es ausführen. Man darf sicher sein, es werden zehn verschiedene Kuchen herauskommen. Wenn jeder Bäcker vorher selbst die Zutaten einkauft, wird es noch schwieriger. Das kann man direkt auf die Herstellung eines Pflanzenextraktes übertragen.
Ein pflanzliches Arzneimittel ist ein Unikat und kann nicht einfach, wie aus dem Chemiebaukasten, zusammengebaut werden. Es ist auch nicht die einzelne Substanz, die heraussticht, sondern die Summe aller Inhaltsstoffe, wie wir in einem Orchester den wirksamen Gesamtextrakt zusammenstellen.

Ein Pflanzenextrakt besticht durch die Summe seiner Inhaltsstoffe.

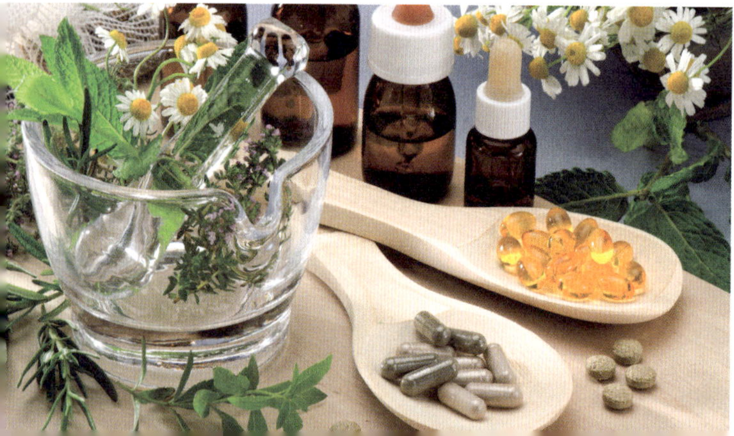

Ein weiterer wichtiger Aspekt: Pflanzliche Arzneimittel sind nicht Generika-fähig, ein pflanzlicher Extrakt kann nicht einfach ersetzt, ausgetauscht oder »nachgebaut« werden. Es sollte auch nicht munter von Hersteller A auf B gewechselt werden, weil er vielleicht günstiger ist. Pflanzenprodukte aus Internet, Supermarkt oder Drogerie sind nicht mit einem pflanzlichen Arzneimittel aus der Apotheke vergleichbar und bieten auch nicht die gleiche Sicherheit.
Im Internet ist die Welt oft wilder als ein Brennnesselfeld im Hochsommer. Da wird so mancher »Wundersaft« mit Blümchenetikett als »Heiler gegen alles« verkauft – von Schnupfen bis Herzschmerz. Nur: Wer kontrolliert das? Wer prüft die Inhaltsstoffe? Was ist mit Schadstoffen? Und wer garantiert, dass der Extrakt im Drogeriepräparat wirklich das tut, was auf der Packung steht? Ist überhaupt ein Extrakt enthalten oder nur pulverisiertes Pflanzenmaterial?

Strenge Vorgaben, strenge Kontrolle
In der Apotheke dagegen bekommst du nicht nur einfach Johanniskraut-Blätter, sondern einen standardisierten Johanniskrautextrakt mit geprüfter Wirksamkeit. Kein Zufallsprodukt, kein Glücksgriff – sondern ein Arzneimittel mit einem genauen Wirkstoffgehalt, geprüft nach strengen Vorgaben. Das unterscheidet es von dem Tee aus dem Supermarktregal, bei dem die Wirkstoffmenge eher an Apfel-Birnen-Vergleiche erinnert: sieht vielleicht

ähnlich aus, ist aber etwas komplett anderes, von der versprochenen Wirkung ganz zu schweigen. Denn die fettlöslichen wirkungsbestimmenden Bestandteile des Johanniskrautes lösen sich nicht im Teewasser. Und dann darf man sich nicht wundern, dass nicht das gewünschte Ergebnis erzielt wird, weil die richtigen Konzentrationen nicht erreicht werden.

Genau deshalb ist die Apotheke die sicherere Wahl für den Kauf von pflanzlichen Arzneimitteln. Denn der Apotheker prüft, ob es mit den anderen eingenommenen Medikamenten passt oder rät ab, wenn es stört! Natürliche Pflanzenkraft trifft auf Wissenschaft und Standards. Pflanzliche Arzneimittel gelten heute als natürliche Helfer im Alltag – minimalinvasiv, gut verträglich und ohne schwerwiegende Nebenwirkungen. Sie sollen uns helfen, in Balance zu bleiben – körperlich wie seelisch. Gerade pflanzliche Arzneimittel erfreuen sich großer Beliebtheit: Sie verbinden sanfte Wirkung mit einem hohen Maß an Verträglichkeit. Kein Wunder also, dass Kundinnen und Kunden in der Apotheke mehr erwarten als nur »natürlich«. Sie suchen nach Verantwortung, Umweltbewusstsein, Qualität – und vor allem nach Sicherheit.

Ein bisschen Kamille hier, ein Hauch Lavendel da – klingt nett, oder? Aber wenn's um echte Pflanzenkraft geht, reicht ein einzelnes Kräutlein nicht aus. Gute Pflanzenmedizin ist wie ein Konzert: Nicht nur die erste Geige zählt, sondern das Zusammenspiel aller Instrumente.

Arzneipflanzen und Heilpflanzen – Ursprung und Bedeutung

Gibt es einen substanziellen Unterschied zwischen Arznei- und Heilpflanzen?

Arzneipflanzen

Arzneipflanzen sind Pflanzen, deren Bestandteile (Blätter, Wurzeln, Rinden, Blüten etc.) aufgrund ihrer wissenschaftlich belegten Wirkstoffe zur Herstellung von Arzneimitteln verwendet werden.

- Sie sind oft in Pharmakopöen (z. B. Europäisches Arzneibuch) beschrieben.
- Ihre Wirksamkeit, Qualität und Unbedenklichkeit sind häufig in Studien belegt.
- Sie werden z. B. in Phytopharmaka oder als Rezepturarzneimittel eingesetzt.
- Beispiele sind Mönchspfeffer, Johanniskraut, Melisse oder Rosenwurz.

Jedes Jahr wählt die Universität Würzburg, also der Studienkreis Entwicklungsgeschichte der Arzneipflanzenkunde (seit 1999), die »Arzneipflanze des Jahres«. Die Auswahl ist wissenschaftlich orientiert – aufgrund medizinisch belegter Wirkung, Forschungstradition und Anwendungsspektrum.

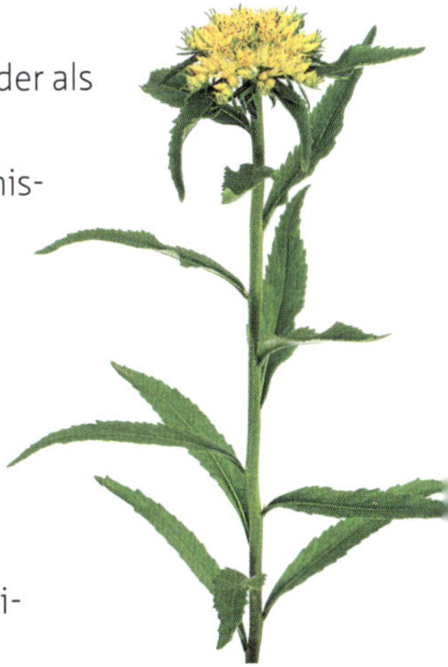

Rosenwurz

Heilpflanzen

Weltweit werden zahlreiche Pflanzenarten zu medizinischen Zwecken genutzt. Die Schätzungen variieren je nach Quelle. Laut der *Pharmazeutischen Zeitung* werden etwa 72 000 Pflanzenarten als Heilpflanzen verwendet. Der World Wide Fund for Nature (WWF) schätzt die Zahl auf über 50 000 Arten. In Deutschland werden jährlich etwa 45 000 Tonnen Heilpflanzen verarbeitet, wobei nur etwa 15 Prozent aus heimischem Anbau stammen. Seit 1987 wird jährlich die »Heilpflanze des Jahres« gekürt, um auf die Bedeutung von Heilpflanzen hinzuweisen. Sie wird jährlich von verschiedenen Fachgesellschaften gewählt – in Deutschland meist vom NHV (Naturheilkundlicher Verein) Theophrastus (seit 2003), der sich bei der Auswahl an der Paracelsus-Tradition orientiert und die ganzheitliche Bedeutung der Pflanze in Volksheilkunde, Homöopathie und moderner Naturmedizin bewertet.

EINE ÜBERSICHT DER LETZTEN JAHRE

Jahr	Arzneipflanze des Jahres	Heilpflanze des Jahres
2018	Andorn	Ingwer
2019	Weißdorn	Johanniskraut
2020	Echter Lavendel	Gemeine Wegwarte
2021	Myrrhenbaum	Meerrettich
2022	Mönchspfeffer	Große Brennnessel
2023	Echter Salbei	Weinrebe
2024	Blutwurz/Tormentillwurzel	Schwarzer Holunder
2025	Schafgarbe	Linde

Wie Heilpflanzen in den Handel kommen

Heilpflanzen durchlaufen verschiedene Stationen, bis wir sie für uns nützen können.

Arzneimittel

Arzneimittel sind die promovierten Profis unter den Pflanzenmitteln. Wenn ein pflanzliches Präparat sagt: »Ich bin ein Arzneimittel«, dann hat es einiges hinter sich. Studien, Labortests, Zulassung, Auflagen. Das ist nicht einfach nur Thymian mit Etikett, sondern geprüfte Medizin. Was ist ein Arzneimittel? Eine Substanz, die Krankheiten heilen, lindern, verhüten oder diagnostizieren kann.

- Wirkung: Sie muss in Studien belegt sein.
- Zweck: konkrete medizinische Wirkung, gezielt, geregelt.
- Zulassung? Nur mit Zulassungsverfahren, Studien, Sicherheitsprofil, Risiko-Nutzen-Abwägung und auch Überwachung nach der Zulassung.

Und wie kommt eine Pflanze dahin? Drei Wege führen in die Abteilung Arzneimittel:

Voll zugelassen – der Goldstandard

Wer hier steht, hat's geschafft: klinische Studien, Wirkung bewiesen, Nebenwirkungen geprüft. Kosten?

10–50 Millionen Euro, nach oben sind keine Grenzen gesetzt. Deshalb sind sie selten, denn Pflanzen lassen sich nicht patentieren. Kein Patent bedeutet kein exklusives Geschäft, und das wiederum heißt: wenig Interesse für die sehr teuren Studien.

INFO

WARUM ES VON MANCHEN PFLANZEN KEIN ARZNEIMITTEL GIBT

Das erklären wir dir am Beispiel des Weihrauchs: Weihrauch *(Boswellia serrata)* enthält nachweislich entzündungshemmende Stoffe – die sogenannten Boswelliasäuren. Studien zeigen, bei chronisch-entzündlichen Darmerkrankungen und vielen anderen Entzündungen kann er helfen. Der Liebling aus der Bibel hat es echt drauf: entzündungshemmend, vielversprechend bei Rheuma und Colitis. Und es gibt Studien, aber keine Zulassung? Warum ist er kein Arzneimittel?

Weil eine Arzneimittelzulassung teuer ist und viele Regularien und Hürden zu bewältigen sind, bis die Zulassung erfolgt. Die Zulassung kostet Millionen und dauert normalerweise Jahre – für Labore, klinische Studien, Dossier, Zulassungsbehörde. Und da es sich nicht patentieren lässt (Pflanze = Natur), lohnt sich das wirtschaftlich oft nicht. Kein Hersteller investiert Millionen, wenn er das Produkt danach nicht exklusiv verkaufen kann.

Kurz: Der Weihrauch spielt wie ein Konzertpianist, hat aber nie das Konservatorium besucht. Deshalb hat er auch kein Diplom. Aber er wird nach Apothekenrezeptur hergestellt, und damit wird der Weihrauch zum Rezeptur-Arzneimittel – mit der kompletten Sicherheit, welche die Apotheke dir bietet.

Well-Established Use – die Erfahrungsmedizin

Manche Pflanzen haben sich bewährt, seit Jahrzehnten, vielleicht Jahrhunderten. Und es gibt ausreichend wissenschaftliche Daten – z. B. aus Studien, Publikationen oder Anwendungsbeobachtungen.
Das Arzneimittel muss mindestens zehn Jahre lang in der Europäischen Union medizinisch verwendet worden sein. Zulassung möglich, auch ohne neue klinische Studien.

Traditionell angewendet – die Großmutter unter den Arzneien

Diese Produkte dürfen auf den Markt, wenn sie seit mindestens dreißig Jahren verwendet werden – davon fünfzehn Jahre in der EU.
Die Anwendung wird akzeptiert, weil die Sicherheitsdaten ausreichend sind und die Wirksamkeit plausibel ist (Registrierung als traditionelles Arzneimittel).

Medizinprodukte – wenn Wirkung nicht durch Chemie kommt

Medizinprodukt? Das klingt erst mal nach Pflaster und Katheter, ist aber viel mehr. Ein Medizinprodukt wirkt, aber nicht über chemische oder pharmakologische Wege, sondern physikalisch, mechanisch oder als Barriere.
Beispiele hierfür sind:

- Nasenspray mit Salz – spült, schützt, aber wirkt nicht wie ein Medikament.

- Gel gegen Halsschmerzen – legt sich wie ein Schutzfilm über die Schleimhaut.
- Wundauflage mit Silber – hemmt Bakterien, aber ohne direkte Zellwirkung.

Haben diese »Dinge« eine Zulassung? Ja, aber nach der Medizinprodukteverordnung (MDR), nicht nach dem Arzneimittelgesetz.

Nahrungsergänzungsmittel – vom Sinnvollen bis zum schönen Schein

Nahrungsergänzungsmittel sind gesetzlich gesehen Lebensmittel mit Zusatznutzen. Sie dürfen helfen, aber nicht heilen. Vitamine, Mineralstoffe, Pflanzenpulver – alles ist erlaubt, solange es keine Krankheit behandelt und sicher ist. Aber Achtung, es gibt keine Studienpflicht. Es sind Wirksamkeitsnachweise nötig, und Gehaltsabweichungen zwischen deklariertem Inhaltsstoff und tatsächlich vorhandenem Inhaltsstoff von 20–50 Prozent sind möglich.
Das heißt: Nicht jedes Präparat ist schlecht – aber Verbraucher und Verbraucherinnen müssen kritisch hinsehen.

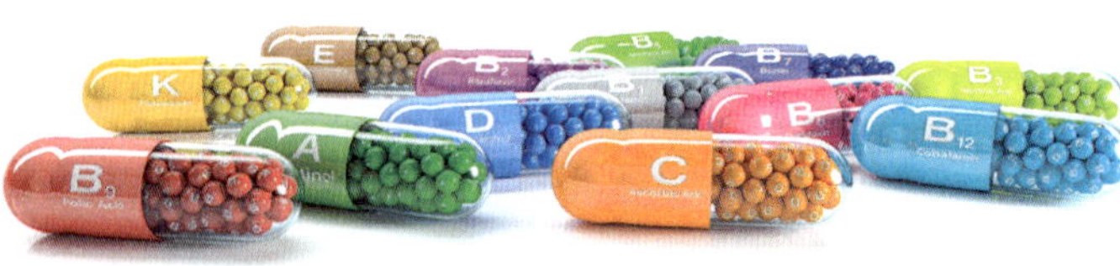

INFO

WIE ERKENNE ICH EIN GUTES NAHRUNGSERGÄNZUNGSMITTEL?

- **Standardisierte Extrakte – also klar definierter Wirkstoffanteil, z. B. »mit 70 Prozent Boswelliasäuren«**
- **Vertrauenswürdiger Hersteller, idealerweise Herstellung in Deutschland mit GMP-Zertifizierung**
- **Keine Heilsversprechen; wenn da steht »heilt Krebs«, Finger weg!**
- **Dosierung nach Studienlage – nicht zu niedrig, aber auch nicht fantasievoll hoch**
- **Besser Apotheken- statt Discounterprodukt**
- **Keine dubiosen Onlineangebote mit riesiger Werbung und Anzeigenkampagnen nutzen!**

Zusammenfassung

- Arzneimittel (auch pflanzliche) sind geprüft, wirken gezielt und sicher – aber sind teuer in der Entwicklung.
- »Well-Established« und »Traditionell« helfen bei der Orientierung, was sich bewährt hat.
- Medizinprodukte wirken – aber über den Umweg der Physik, nicht der Biochemie.
- Nahrungsergänzungsmittel können eine wertvolle Ergänzung sein – oder eine teure Illusion.
- Keine Wundermittel erwarten: Eine gesunde Ernährung und regelmäßige Bewegung sind effektiver und sicherer als vermeintliche »Detox«-Produkte.
- Nicht alles online ist schlecht – doch nur in der Apotheke bekommst du geprüfte, sichere Produkte und fachkundige Beratung.

Die fantastischen Fünf – Kräuter, die uns Frauen verstehen

Dein Zyklus gleicht manchmal einem Chaos? Deine Hormone führen ein Eigenleben zwischen Diva und Drama-Queen? Willkommen im Club! Aber bevor du deinem Eierstock eine Standpauke hältst oder dem Mond die Schuld gibst: Vielleicht fehlt dir einfach nur ein bisschen pflanzliche Backup-Power. Denn da draußen – zwischen Wurzeln, Blüten und Beeren – wachsen fünf grüne Heldinnen, die seit Jahrhunderten wissen, was Frauen brauchen. Sie kommen nicht mit Glitzerverpackung oder Influencer-Hashtag, sondern mit Substanz, Tradition und mittlerweile auch ordentlich medizinischem Rückhalt daher. Und das Beste? Sie wirken nicht oberflächlich, sondern tief – auf Körper, Seele und Zyklus – an Rezeptoren. Darf ich vorstellen?

- **Mönchspfeffer** – der hormonelle Fluglotse im Zyklusverkehr. Er räumt auf, wenn der Zyklus in Turbulenzen kommt, Prolaktin sich breitmacht oder PMS-Alarm herrscht. Und er sortiert die Hormone neu, wenn zu viel Traffic und Gewitter im Anflug sind.
- **Frauenmantel** – die stille Stütze für alles zwischen Pubertät und Wechsel. Von alten Kräuterfrauen geliebt, heute medizinisch geschätzt – ein echter Gebärmutter-Guru.
- **Traubensilberkerze** – die Königin der Wechseljahre. Sie macht Hitzewallungen den Garaus, stabilisiert

die Stimmung und zeigt, dass Alter(n) auch elegant geht.

- **Rosenwurz** – die Stress-Bändigerin aus dem Norden. Sie stärkt dich, wenn du zwischen Job, Familie und Alltagswahnsinn kurz vor dem Durchdrehen bist – ohne koffeinhaltige Eskalation.
- **Lavendel** – der Nervenbalsam mit Provence-Charme. Ob Schlafprobleme, Angst oder einfach zu viel im Kopf: Lavendel flüstert deinem Nervensystem zu: »Du darfst loslassen.«

Diese Pflanzen sind gut erforscht, aus der modernen Naturheilkunde nicht mehr wegzudenken, in Apotheken erhältlich und können dein hormonelles Leben auf sanfte Weise begleiten. Klar, sie ersetzen keine gynäkologische Betreuung – aber sie können eine wunderbare Ergänzung sein. Und manchmal auch der Grund, warum man nachts wieder durchschläft, der Zyklus plötzlich pünktlich ist oder die Reizbarkeit vor der Periode nicht zum Gewitter führt.
Lass uns gemeinsam eintauchen in die Welt dieser starken Pflanzen – mit wichtigen Fakten, interessanter Geschichte und jeder Menge Anwendungstipps! Nicht alle überlieferten oder beobachteten Wirkungen sind durch kontrollierte Studien belegt. Traditionelle Anwendungen und Beobachtungsstudien liefern ausreichende Hinweise, gelten aber nicht als evidenzbasiert im wissenschaftlichen Sinn.

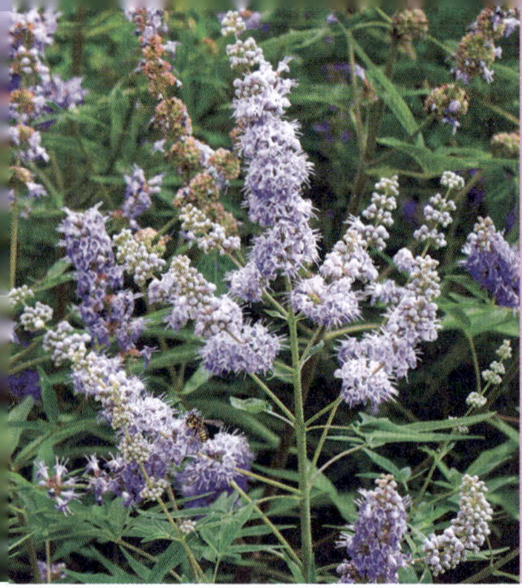

Mönchspfeffer

Vitex agnus-castus **– der hormonelle Hausmeister mit Keuschheitsgelübde**

Kurzbiografie

Mönchspfeffer klingt wie eine Mischung aus Klostergarten und Pfeffermühle – und genau da liegt er auch geschichtlich. Die Mönche nutzten ihn, um das »Fleisch zu zähmen«, sprich die Libido zu dämpfen. Ironischerweise hilft er heute Frauen genau mit dem Gegenteil – im hormonellen Chaos. Der lateinische Name *agnus castus* bedeutet »keusches Lamm«. Heute verhilft er allerdings vielen Frauen dazu, endlich schwanger zu werden. So viel zur Keuschheit.

Botanik in der Kutte

Ein sommergrüner Strauch aus dem Mittelmeerraum. Die kleinen pfefferähnlichen Früchte sind's, die es in sich haben, und die wundervollen kerzenförmigen lila Blüten, die sehr elegant aussehen. Mönchspfeffer gehört zur Familie der Lippenblütler – und zum festen Inventar pflanzlicher Frauenheilkunde.

Inhaltsstoffe

- Diterpene (z. B. Agnusid) wirken an der Hirnanhangsdrüse, dämpfen Prolaktin
- Flavonoide (für antioxidative Wirkung)
- Iridoidglykoside (regulierend auf Hormonsystem)

Traditionelle Anwendungen

Schon Dioskurides im alten Griechenland empfahl ihn für »unreine Monatsverläufe«. Klosterfrauen kauten ihn zur Keuschheitsförderung.

Moderne Anwendungen (medizinisch betrachtet)

Standardisiert in Apothekenpräparaten bei:

- Zyklusstörungen
- PMS (Brustspannen, Reizbarkeit, Stimmungsschwankungen)
- Gelbkörperschwäche
- Leichten Formen von Hyperprolaktinämie

Was bedeutet das konkret in die Moderne übersetzt, und wie funktioniert das in meinem Körper?

Der Hormon-Fluglotse im Zyklusverkehr

Stell dir vor, dein Hormonhaushalt ist ein Flughafen. Jeden Monat starten und landen Östrogen, Progesteron, FSH, LH – ein reger Flugverkehr der Zyklushormone. Alles läuft ruhig und geordnet, wenn die Tower-Kontrolle im Gehirn funktioniert, aber manchmal auch aus dem Ruder:

- Mit PMS kommst du in Turbulenzen.
- Die Periode verspätet sich oder fällt ganz aus.
- Brustspannen und Stimmungsschwankungen folgen.

Und genau hier kommt der Mönchspfeffer ins Spiel – als Fluglotse im hormonellen Verkehr. Er räumt auf und sortiert. Ist zu viel im Anflug, wird die Hormonachse nivelliert. Fehlen Hormone, wird umgeleitet und eine Mehrproduktion angeregt.

Was macht Mönchspfeffer medizinisch?
Der Extrakt aus den Früchten von *Vitex agnus-castus* wirkt im Gehirn, genauer gesagt in der Hypophyse, dort, wo die Steuerzentrale für den Hormon-Flugverkehr sitzt. Das Wirkprinzip ist Dopamin-ähnlich: Er hemmt die Ausschüttung von Prolaktin, das oft bei PMS zu hoch ist, hat eine indirekte Wirkung auf den Progesteronspiegel, und wenn das Prolaktin sinkt, kann der Eisprung wieder normal laufen. Das heißt: mehr Progesteron → ruhiger Zyklus. Was bedeutet das für die Frau?

- Weniger Brustspannen
- Regelmäßigerer Zyklus
- Stabilere Stimmung vor der Periode
- Bessere Balance von Östrogen und Progesteron
- Und bei Kinderwunsch findet der Eisprung wieder pünktlich statt.

Und das alles ohne echte Hormoneinnahme.

Und wie schnell wirkt Mönchspfeffer?

Kontinuierliche Steuerung ist wichtig; er wirkt also nicht sofort, aber zuverlässig nach ein paar Runden: 2–3 Monate Anwendung sind meist nötig, um etwas zu spüren.

Geduld ist Teil des Plans – aber der Tower arbeitet Tag und Nacht!

Mönchspfeffer ist kein Hormon, aber er redet ein ernstes Wörtchen mit denen, die sie ausschütten. Wie ein smarter Fluglotse im hormonellen Tower sorgt er dafür, dass deine Zyklusmaschine pünktlich und ruhig startet, sicher landet – und nicht in PMS-Turbulenzen gerät, wenn ein Gewitter im Anzug ist.

Darreichungsform

Tabletten oder Tropfen – am besten kontinuierlich über mehrere Zyklen (nicht nur in der zweiten Zyklushälfte!). Die Wirkung kommt langsam, aber nachhaltig. Eine Art Kräuter-Therapeut mit Geduld und Wirkung.

Wichtig

Ein Tee aus *Agnus castus* ist wirkungslos, da die hormonregulierenden Inhaltsstoffe in Wasser kaum löslich sind. Für eine therapeutische Wirkung sind standardisierte Extrakte in Form von Tabletten oder Tropfen notwendig.

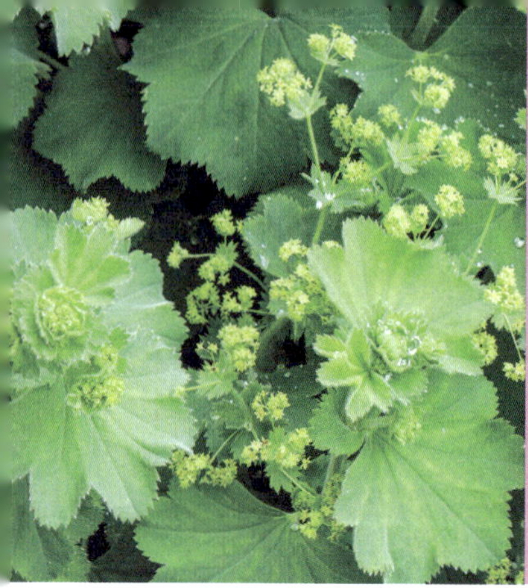

Frauenmantel

Alchemilla vulgaris – Tradition bei Frauenleiden

Kurzbiografie

Der Frauenmantel ist die Art Freundin, die immer Taschentücher, ein tröstendes Wort, Schokolade und einen guten Rat dabeihat. Schon im Mittelalter galt sie als *die* Pflanze für Frauen – von der ersten Menstruation bis zur Menopause. Der Name *Alchemilla* stammt von den Alchemisten, die hofften, aus dem Tau auf den Blättern Gold zu machen. Hat bekanntlich nicht funktioniert. Aber für Frauen ist diese Pflanze manchmal Gold wert!

Botanik mit Stil

Der Frauenmantel – botanisch *Alchemilla vulgaris* – gehört zur Familie der Rosengewächse, wirkt aber mit seinen zarten, fächerförmigen Blättern fast wie ein stiller Star am Wegesrand. Die weich behaarten Blätter falten sich wie kleine Mäntelchen und sammeln am Morgen glitzernde Tropfen, die nicht vom Tau stammen, sondern von der Pflanze selbst abgegeben werden – ein

Zauber namens Guttation. Im Mittelalter galten diese Tropfen als »himmlisches Wasser« und machten den Frauenmantel zu einer Pflanze voller Geheimnis und Heilkraft.

Inhaltsstoffe – das Who's who

- Gerbstoffe (SOS-Helfer mit adstringierender, spasmolytischer und entzündungshemmender Wirkung auf die Schleimhäute)
- Flavonoide (Antioxidantien – quasi kleine Anti-Aging-Bodyguards)
- Bitterstoffe (wirken auf Leber, Verdauung und hormonelle Balance)

Traditionelle Anwendungen

Schon die weisen Frauen der Kelten nutzten Frauenmantel für »weibliches Ungleichgewicht«, also alles von zu viel Blutung bis zu »zu wenig Baby«. Hildegard von Bingen empfahl ihn bei »innerem Erzittern«. Vermutlich PMS-Deluxe.

Moderne Anwendungen

Heute wird Frauenmantel gern als Tee oder Tinktur bei Menstruationsbeschwerden, hormonellen Schwankungen und zur Gebärmutterstärkung eingesetzt. Während *Alchemilla vulgaris* in der Volksheilkunde traditionell bei zahlreichen Frauenbeschwerden geschätzt wird, erkennt die Kommission E lediglich eine begrenzte Wirksamkeit bei Magen-Darm-Beschwerden an – aufgrund der Gerbstoffe. Hinweise auf eine stärkende Wirkung auf Gebärmutter oder Gelbkörper finden sich in modernen phytotherapeutischen Fachquellen hingegen kaum.

Achtung bei empfindlichem Magen

Frauenmantel enthält viele Gerbstoffe – und die sind nicht für jeden gut verträglich. Wer zu einem empfindlichen Magen neigt, kann auf diese Stoffe mit Übelkeit oder Unwohlsein reagieren. In diesem Fall sollte besser auf die Anwendung verzichtet werden. Gerbstoffe können außerdem die Aufnahme von Medikamenten im Darm beeinflussen. Daher sollte Frauenmantel nicht gleichzeitig mit anderen Arzneimitteln eingenommen, sondern zeitlich versetzt angewendet werden (z. B. mit mindestens ein bis zwei Stunden Abstand). Das gilt für alle Pflanzenstoffe, die Gerbstoffe enthalten.

Darreichungsform

Frauenmantel wird traditionell vor allem als Tee verwendet: 1–2 Teelöffel auf 150 bis 200 ml kochendes Wasser. 5 Min. ziehen lassen – ideal bei Zyklusbeschwerden, in der zweiten Zyklushälfte oder bei PMS. Als Tinktur (alkoholischer Auszug) ist er stärker konzentriert und praktisch für unterwegs. Weitere Gerbstoffdrogen, die bei Regelanomalien und Frauenthemen eingesetzt werden: Hirtentäschelkraut, Schafgarbenkraut, Himbeerblätter (siehe auch ab S. 87).

Traubensilberkerze

Cimicifuga racemosa – die Queen der Wechseljahre

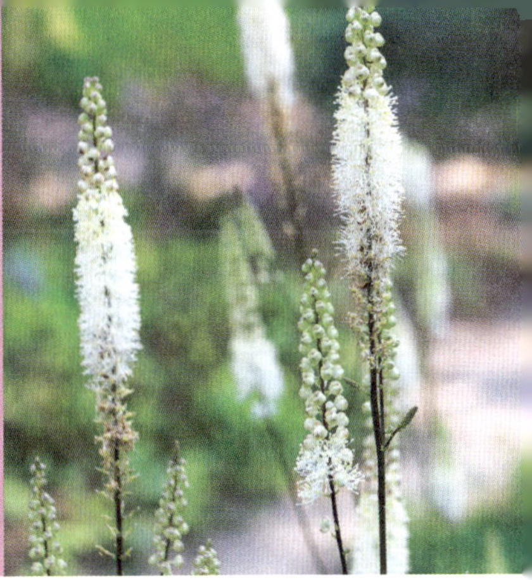

Kurzbiografie

Wenn Östrogen zur Diva wird, betritt die Traubensilberkerze die Bühne. Ihre Wurzeln stammen aus Nordamerika, wo sie von den indigenen Völkern gegen »Frauenleiden« eingesetzt wurde. Heute rettet sie Hitzewallungs-Geplagte durch die Menopause.

Botanik mit Hitzewallung

Ein hoher, elegant blühender Staudenstrauch. Die Wurzel ist der Wirkstofflieferant und gehört zur Familie der Hahnenfußgewächse. Eine Diva mit Tiefgang – in der Wurzel steckt die Wirkstoffpower! Volkstümliche Namen der Traubensilberkerze sind Silberkerze, Frauenwurzel, Schlangenwurzel und Wanzenkraut. Der Name Silberkerze bezieht sich auf die kerzenartige Blütenform, Frauenwurzel auf ihre traditionelle Anwendung. Besonders interessant ist der Begriff Schlangenwurzel: Im Wind schlagen die harten Fruchtkapseln gegen den Stängel und erzeugen ein klapperndes Geräusch – ähnlich dem einer Klapperschlange. So erhielt die Pflanze bei nordamerikanischen Ureinwohnern ihren Namen.

Inhaltsstoffe

- Triterpenglykoside
- Phenolcarbonsäuren
- Flavonoide

Traditionelle Anwendung

Wurde von nordamerikanischen Ureinwohnerinnen u. a. bei Menstruationskrämpfen, Rheuma und als »Childbirth aid« (Geburtshilfe) verwendet. *Cimicifuga* enthält Wirkstoffe, die indirekt am serotonergen System angreifen und so stimmungsaufhellend wirken.
In China wird die Pflanze traditionell bei Stimmungsschwankungen vor der Regel oder in den Wechseljahren eingesetzt. Bei leichten depressiven Symptomen kann sie hilfreich sein – vor allem in Kombination mit Johanniskraut.

Moderne Anwendungen (aus der Apotheke)

Wechseljahresbeschwerden (v. a. Hitzewallungen, Schlafstörungen, Stimmungsschwankungen, Nervosität)
Einige kleinere Studien zeigten bei polycystischem Ovarialsyndrom (PCOS) eine Verbesserung der Schwangerschaftsrate durch Clomiphen bei gleichzeitiger Kombination mit Traubensilberkerze.

Darreichungsform

Tabletten mit standardisiertem Extrakt (z. B. Cimicifuga rhizoma) – gibt's rezeptfrei, aber apothekenpflichtig.

INFO

ENTHÄLT TRAUBENSILBERKERZE HORMONE?

Zu dieser Frage gibt es nur ein klares Nein!

- **Kein Östrogen, kein Progesteron, keine Hormonvorstufen**
- **Kein Einfluss auf den Hormonspiegel im Blut**
- **Die Wirkung beruht auf nicht-hormonellen Pflanzenstoffen, die selektiv an Rezeptoren wirken – ohne als echte Hormone durchzugehen.**

Wichtig: Die Wirkung der Traubensilberkerze setzt verzögert ein – erste Effekte zeigen sich meist nach zwei bis mehreren Wochen regelmäßiger Einnahme.

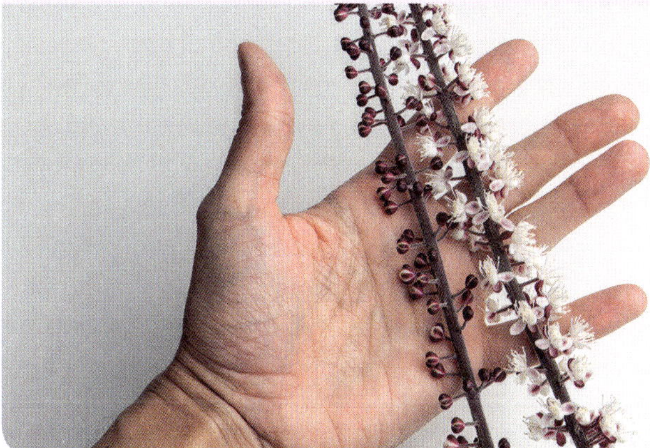

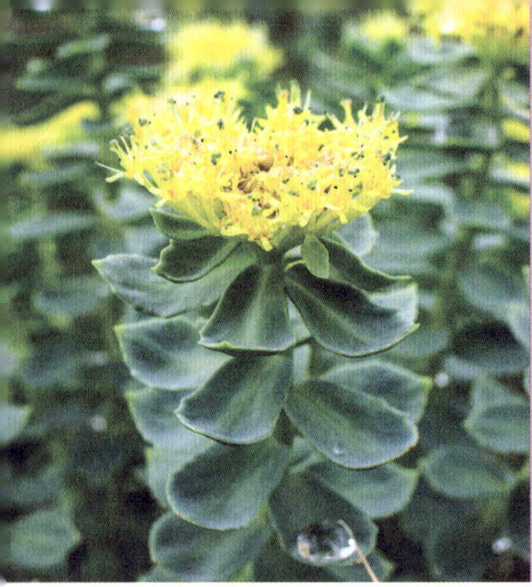

Rosenwurz

Rhodiola rosea **– die Newcomerin aus dem hohen Norden mit Potenzial**

Kurzbiografie

Rosenwurz ist wie eine Yogalehrerin mit Boxausbildung: sanft, aber durchsetzungsstark. Sie wächst in arktischen Regionen und stärkt dort seit Jahrhunderten Wikinger, Schamanen und erschöpfte Superfrauen. Rosenwurz ist ein sogenanntes Adaptogen. Das bedeutet, es funktioniert wie ein Navi für deine Hormonautobahn. Wenn du die Spur verlierst und antriebslos liegen bleibst, bringt es dich wieder in Form. Wenn du müde bist, pusht es. Wenn du gestresst bist, beruhigt es und bremst dich, damit dein Motor nicht »heiß« läuft. Mehr dazu erfährst du noch in dem Kapitel »Fit im Hirn« ab Seite 145.

Botanik mit Widerstandskraft

Rosenwurz ist eine kleine, dickblättrige Pflanze, die in Höhenlagen Skandinaviens, Sibiriens und Alaskas überlebt, wo kaum etwas wächst. Die Wurzel riecht leicht nach Rose – wirkt aber wie Ginseng plus Koffein.

Inhaltsstoffe

- Rosavin und Salidrosid (Hauptwirkstoffe – adaptogen, stressmodulierend)
- Flavonoide
- Phenolsäuren

Traditionelle Anwendung

Wikinger sollen sie genommen haben, bevor sie in den Kampf zogen. Die Russen steckten sie ihren Kosmonauten und Olympioniken ins Müsli (Phytotuning).

Moderne Anwendungen – medizinisch betrachtet

Rosenwurz *(Rhodiola rosea)* zählt wie erwähnt zu den adaptogenen Heilpflanzen und wird zunehmend als pflanzliches Mittel gegen Stress anerkannt. Die wissenschaftliche Studienlage nimmt zu, ist jedoch noch uneinheitlich – daher basiert ihre Anwendung bisher vor allem auf Erkenntnissen der Erfahrungsheilkunde.
Anwendungsgebiete:

- Erschöpfungszustände, Post-Covid-Fatigue
- Burn-out-Prophylaxe
- Mentale und körperliche Leistungssteigerung
- Leichte bis mittlere Depressionen
- Stressinduzierte Zyklusstörungen

Darreichungsform

Kapseln, Tabletten oder Tinkturen. Wichtig: standardisierter Extrakt (Rosavin-Gehalt!).

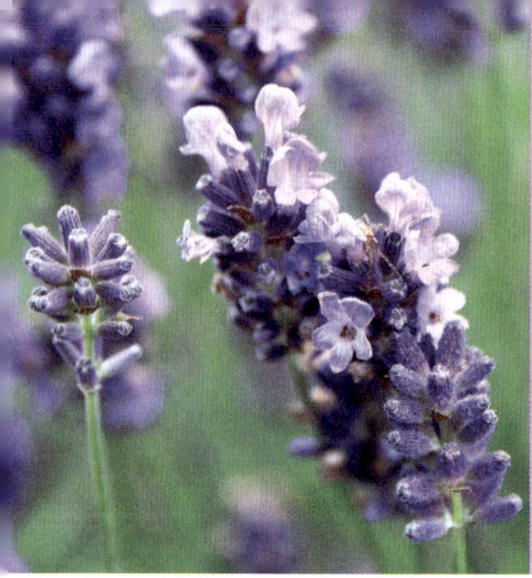

Lavendel

Lavandula angustifolia – die Nerven-Nanny mit provenzalischem Flair

Kurzbiografie

Lavendel ist das aromatherapeutische Pendant zu einem Schaumbad mit Kerzen und Chillout-Playlist. Er wirkt beruhigend auf Nerven, Verdauung und Stimmung – und sieht dabei auch noch gut aus. Ein echtes Multitalent.

Botanik mit Duftnote

Ein Halbstrauch aus der Mittelmeerregion. Gehört zur Familie der Lippenblütler, wie übrigens auch der farbig gleich blühende Mönchspfeffer. Bekannt ist er für seine hübschen Blüten, noch bekannter für den betörenden Duft. Lavendel ist nicht gleich Lavendel. Nicht jedes Lavendelöl wirkt gleich – die Inhaltsstoffe Linalool und Linalylacetat bestimmen die medizinische Wirksamkeit. Diese schwanken je nach Lavendelart (z. B. Echter Lavendel, Schopf- oder Speiklavendel). Nur *Lavandula angustifolia* enthält die ideale Zusammensetzung für medizinische Anwendungen.

Inhaltsstoffe

- Ätherisches Öl (v. a. Linalool, Linalylacetat – beruhigend, krampflösend, angstlösend)
- Gerbstoffe
- Flavonoide

Traditionelle Anwendung

Schon im alten Rom in Badehäusern geschätzt. Im Mittelalter in Kräuterkissen gegen »Melancholie«. Bei Großmüttern gern genützt gegen Motten … und Angstgefühle.

Moderne Anwendung (aus der Apotheke)

- Schlafstörungen (v. a. Einschlafprobleme)
- Nervöse Unruhe
- Angststörungen (leichter bis mittlerer Ausprägung – Studienlage gut!)
- Reizdarm
- Migräne (begleitend)

Darreichungsform

Lavendelölkapseln wirken im Gehirn wie Benzodiazepine, aber ohne Abhängigkeitspotenzial. Für sanfte Anwendungen empfehlen sich Tee, Badezusatz und Duftkissen; auch Globuli sind erhältlich.

Und übrigens: Lavendel beruhigt nicht nur Menschen, sondern wirkt auch hervorragend gegen Mücken – die mögen ihn nämlich gar nicht.

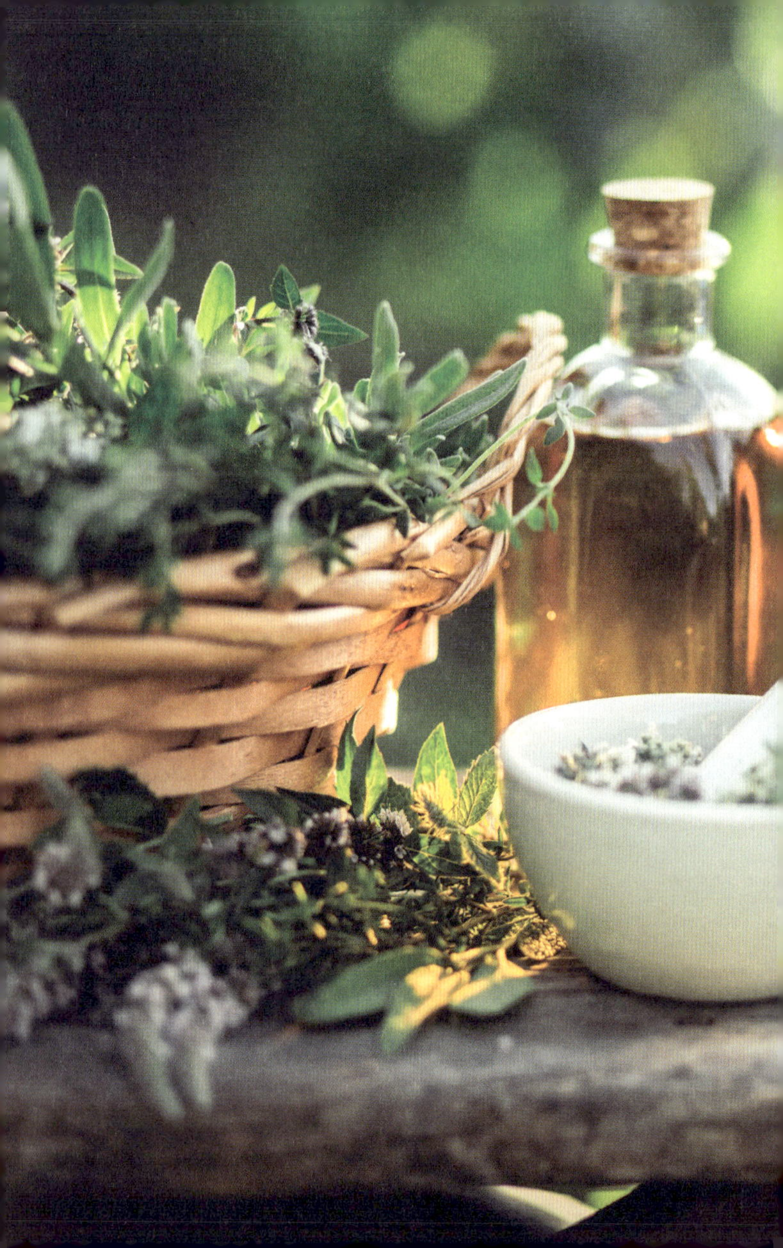

TEIL 3
Pflanzenhilfe bei Beschwerden

Du erfährst hier, welche Pflanzen bei typischen Frauenbeschwerden helfen können und wo wissenschaftliche Studien ihre Wirksamkeit belegen. Tradition trifft auf moderne Erkenntnisse, Intuition auf Evidenz.

Wenn die Regel aus dem Ruder läuft

Jede Frau erlebt mal, dass die Menstruation nicht pünktlich ist oder mehr schmerzt als normal. Wir zeigen dir, wann du dich direkt an den Frauenarzt wenden musst oder womit du dir erst mal selbst helfen kannst.

Amenorrhoe

Die Periode macht blau – und zwar länger als erlaubt. Wenn die Monatsblutung mehr als drei Zyklen ausfällt (ohne Schwangerschaft, Stillzeit oder Menopause), spricht man von Amenorrhoe. Der Körper steckt dann entweder in einem hormonellen Down (z. B. macht der Hypothalamus Pause) oder rebelliert wegen Stress, Untergewicht, PCOS oder anderen endokrinen Abenteuern. Hier muss der Frauenarzt erst genau die Ursache klären, und du musst dich mit den Ursachen auseinandersetzen, ehe du vielleicht bei leichteren Störungen mit Pflanzenheilmitteln unterstützen kannst.

Dysmenorrhoe

Die Periode ist zwar pünktlich, aber kommt direkt mit einem Tritt in den Unterleib. Krampfartige Schmerzen, als würde die Gebärmutter Amok laufen. Schuld daran sind die Prostaglandine – kleine Schmerzbotenstoffe, die hochdrehen. Manchmal harmlos, manchmal ein Hinweis auf Endometriose oder Myome. Auch in solchen Fällen muss zunächst der Frauenarzt genauer hinschauen.

- Gönn dir eine Auszeit. Nicht umsonst durften sich menstruierende Frauen in vielen Kulturen in Menstruationshütten zurückziehen. Bei uns tut es auch Rückzug auf das Sofa mit einer Wärmflasche auf dem Bauch.
- Ernährung umstellen: Verzicht auf Kaffee, Alkohol, Süßes. Viel Wasser trinken!
- Ingwer und Kamillentee sind krampflösend und entzündungshemmend, Mönchspfeffer, über einige Wochen regelmäßig eingenommen, kann den Hormonhaushalt stabilisieren.
- Bist du innerlich angespannt, helfen Melisse, Rose, Lavendel, als ätherisches Öl mit Bauchmassage.
- Akupunktur und Akupressur, die du selbst machen kannst, sind oft sehr wirksam.

Hypermenorrhoe

Die Periodenblutung ist nicht nur an einem Tag zu stark, sondern über mehrere Tage. Bei anhaltend starker Blutung, Zyklusunregelmäßigkeiten oder Verdacht auf Myome oder Endometriose sollte immer eine ärztliche Abklärung erfolgen. Hier einige Vorschläge, wie du dir Erleichterung verschaffen kannst.

Schafgarbe *(Achillea millefolium)*

- Krampflösend, blutstillend, entzündungshemmend
- Unterstützt die Schleimhautregeneration der Gebärmutter
- Ideal als Tee oder Tinktur

Gänsefingerkraut *(Potentilla anserina)*

- Krampflösend (besonders auf die glatte Muskulatur des Uterus)
- Entzündungshemmend
- Leicht adstringierend (zusammenziehend)
- Lindernd bei Unterleibsschmerzen

Anwendung: als Tee (pur oder Mischung), Urtinktur oder Phytokomplex gut kombinierbar mit Frauenmantel, Schafgarbe oder Melisse.

Besonderheit: Gänsefingerkraut wirkt nicht hormonell, sondern funktionell – es entspannt die Muskulatur und kann dadurch die Lebensqualität verbessern, besonders in akuten Phasen von Myomen oder Endometriose.

Hirtentäschel *(Capsella bursa-pastoris)*

- Blutstillend (vermutlich dank der Peptide)
- Als Tee oder Tinktur

Frauenmantel *(Alchemilla vulgaris)*

- Zyklusregulierend, adstringierend
- Besonders bei hormonellem Ungleichgewicht
- Beliebt als Tee, Extrakt

Mönchspfeffer *(Vitex agnus-castus)*

- Reguliert den Hormonhaushalt über die Hypophyse
- Hilfreich bei gestörter Gelbkörperphase (Progesteronmangel)

Achtung: Wirkt eher langfristig.

Problemursache Gebärmutter

Bei Schmerzen, unregelmäßigen und sehr starken Blutungen kann die Gebärmutter verantwortlich sein. Denn auch hier gibt es Beschwerdebilder, die sich direkt auf die Menstruation auswirken.

PCOS (Polyzystisches Ovarialsyndrom)

Ein Hormonchaos ohne Eisprung. Typisch sind: Zyklusunregelmäßigkeiten, erhöhte Androgene (Akne, Haarwuchs), polyzystische Ovarien. Ursache ist meist eine Insulinresistenz plus hormonelle Fehlsteuerung. Therapie-Ideen sind eine Lebensstilverbesserung sowie eine Zyklusregulation. Folgende Pflanzen sind hilfreich:

Mönchspfeffer *(Vitex agnus-castus)*
- Reguliert LH-/FSH-Verhältnis
- Fördert den Eisprung
- Wirkt auf die Hypophyse → Zyklusnormalisierung

Berberin (z. B. aus Berberitze oder Gelbwurzel)
- Wirkt ähnlich wie Metformin: verbessert Insulinsensitivität
- Senkt Blutzucker und Blutfette
- Unterstützt beim Gewichtsmanagement

Grüner Tee *(Camellia sinensis)*
- Antioxidativ und stoffwechselanregend

- Hilft bei Fettstoffwechselstörung und Insulinresistenz
- Leichte appetithemmende Wirkung

Mariendistel *(Silybum marianum)*
- Unterstützt Leberstoffwechsel und Hormonentgiftung
- Kann bei erhöhten Androgenwerten hilfreich sein

Wichtig
- Individuelle Kombinationen oft wirksamer als Einzelmittel
- Pflanzentherapie braucht Zeit (erste Wirkung oft sofort spürbar, aber Wirkoptimum erst nach 1–4 Monaten)
- Bei starkem Übergewicht: Ernährung und Bewegung sind Schlüssel zur gesunden Gewichtsreduktion
- Ärztliche Begleitung empfohlen (v. a. bei Kinderwunsch)

Myome

Myome sind gutartige Muskelknoten der Gebärmutter, oft hormonabhängig (Östrogen!). Symptome sind: starke Blutungen, ein unbestimmtes Druckgefühl, Zyklusunregelmäßigkeiten – oder gar nichts. Myome wachsen manchmal dort, wo wir selbst keinen Raum einnehmen – verdichtete Energie oder ungelöste Themen, oft im »Frau-Sein«. Wärme, Achtsamkeit und Naturheilkunde (Empfehlungen siehe Seite 91 f.) können begleiten. Therapie je nach Größe, Symptomen und Kinderwunsch: vom Beobachten bis zur OP.

Endometriose

Es handelt sich hier um leider wanderlustiges Gebärmutterschleimhaut-Gewebe, das sich außerhalb der Gebärmutter einnistet (z. B. am Bauchfell). Typisch hierfür sind: starke Schmerzen, oft zyklusabhängig, eventuell Infertilität (Unfruchtbarkeit). Endometriose ist wie ein inneres Echo auf zu viel Reiz, also auf einen Schmerz, der gehört werden will. Viele Betroffene finden Linderung, wenn neben Schulmedizin auch Ernährung, emotionale Entlastung und Körpertherapie einbezogen werden.

Endometriose ist chronisch, aber behandelbar durch: Schmerztherapie, Hormontherapie, antientzündliche Therapie und eventuell eine Operation. Bei Myomen und Endometriose kann man folgende Pflanzen zum Einsatz bringen:

Mönchspfeffer *(Vitex agnus-castus)*

- Reguliert den Hormonhaushalt (v. a. Progesteronmangel)
- Kann zyklusbedingte Beschwerden lindern
- Bei Myomen und Endometriose unterstützend

Traubensilberkerze *(Cimicifuga racemosa)*

- Östrogenmodulierend (SERM-artig)
- Hilfreich bei Schmerzen, Zyklusunregelmäßigkeiten
- Geeignet bei Myomen (aber nicht bei östrogenabhängigem Wachstum ohne Rücksprache)

Schafgarbe *(Achillea millefolium)*

- Krampflösend, entzündungshemmend, blutregulierend
- Bei schmerzhafter Blutung, starker Periode, Unterleibskrämpfen

Frauenmantel *(Alchemilla vulgaris)*

- Wirkt leicht progesteronartig
- Zyklusregulierend, entkrampfend
- Besonders bei begleitenden PMS-Symptomen
- Kann gut mit bestimmten Grüntee-Extrakten kombiniert werden

Grüntee-Extrakt (EGCG – Epigallocatechingallat)

In den letzten Jahren sind die Studien zur Wirkung von Grüntee explodiert. Leider reicht das Trinken von Grüntee nicht aus, um bei Beschwerden Linderung zu erfahren. Mit bestimmten Grüntee-Extrakten als Nahrungsergänzungsmittel sind inzwischen reproduzierbare Wirkungen auf Entzündungen, Endometriose, Myome, PCOS und weitere Erkrankungen bestätigt. Dazu sollten ca. 500 mg Extrakt täglich über einen Zeitraum von 3–6 Monaten eingenommen werden. Empfehlenswert ist die Beachtung eines hochnormalen Vitamin-D-Spiegels, der die antioxidative und hormonregulierende Wirkung verstärkt.

Kurkuma *(Curcuma longa)*

- Stark entzündungshemmend (über NF-κB)
- Moduliert Prostaglandine → hilfreich bei Endometriose-Schmerzen
- Unterstützend auch bei Myomen denkbar

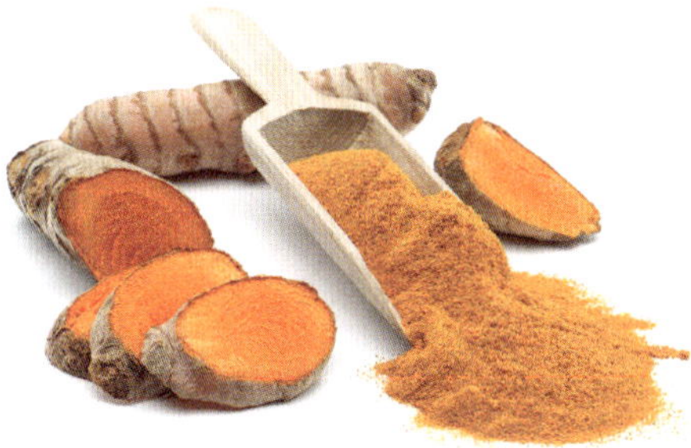

Ingwer *(Zingiber officinale)*

- Schmerzstillend und entzündungshemmend
- Besonders hilfreich bei Endometriose-bedingter Dysmenorrhoe

Wichtig

- Phytotherapie ist unterstützend, nicht kurativ und zum Teil auf traditioneller Anwendung beruhend; es gibt wenige Daten aus Studien.
- Regelmäßige Einnahme über mehrere Monate nötig.
- Bei größeren Myomen, Kinderwunsch oder starken Beschwerden ist ärztliche Abklärung nötig.

PMS – wenn Hormone zum Sturm werden

PMS, drei Buchstaben, die oft verharmlost werden. Dabei ist das prämenstruelle Syndrom kein Stimmungsproblem, sondern ein neurohormoneller Sturm. Östrogen, Progesteron, Serotonin, GABA und Cortisol geraten aus dem Gleichgewicht und beeinflussen Psyche, Darm, Haut, Schlaf und Stimmung. Diese Schwankungen sind nicht eingebildet, sondern real – hormonell, neurologisch und körperlich erklärbar.

INFO

ÖSTROGEN IM DARM?

Unser Darm besitzt sogenannte Östrogenrezeptoren, die auf Hormonfluktuationen reagieren. Bei PMS oder hormoneller Dysbalance kommt es dort zu Reizdarmsymptomen, veränderter Motilität und vermehrter Sensitivität. Deshalb sind Durchfall, Blähbauch und sogar Verstopfung vor der Periode keine Einbildung, sondern hormonelle Realität.

Ein System in Turbulenz

Vor der Menstruation sinkt das Progesteron, während Östrogen zu stark oder zu sprunghaft ist. Das Serotonin fällt, Cortisol und Prolaktin steigen – mit Konsequenzen für Verdauung, Darm, Schlaf, Emotionen und Energie. Betroffene berichten von Ängsten, einem Reizdarm, Unruhe, Heißhunger, Müdigkeit, Brustspannen und emotionaler Achterbahnfahrt – jeden Monat aufs Neue. Die Ursache heißt: Hyperprolaktinämie!

Pflanzliche Helfer bei PMS

Mönchspfeffer *(Vitex agnus-castus)*
Er reguliert die Hypophyse, senkt Prolaktin und fördert Progesteron. Hilft bei Stimmungsschwankungen, Brustspannen und Zykluschaos. Idealerweise eingenommen über drei Monate hinweg. Mit dem Spezialextrakt BNO 1095® (Bionorica) mit 20 mg, in dieser Konzentration ist die klinische Wirksamkeit bewiesen. Und hier ist ein Arzneimittel verfügbar, das Sicherheit, Evidenz und eine sehr gute Studienlage bietet. In dieser Konzentration gibt es kein vergleichbares Arzneimittel auf dem Markt.

Frauenmantel *(Alchemilla vulgaris)*
Er ist das traditionelle Frauenheilmittel, stärkt die Mitte, entkrampft, wirkt ausgleichend auf Zyklus und Stimmung.

Gänsefingerkraut *(Potentilla anserina)*
Es wirkt stark krampflösend auf die glatte Muskulatur von Gebärmutter und Darm. Hilft bei PMS mit Bauchkrämpfen, Reizdarm und nervösen Beschwerden. Als Tee oder Tinktur – sanft, aber effektiv.

Andorn *(Marrubium vulgare)*
Er aktiviert Leber und Galle und unterstützt den Abbau von überschüssigem Östrogen über die Leber-Darm-

Achse. Besonders hilfreich bei Blähbauch, Völlegefühl und hormoneller Trägheit.

Ganzheitliche Behandlung – mehr als nur Tee

Die ganzheitliche Medizin bietet viele Helfer, die du für dich und deine Themen nützen kannst.

- Physiotherapie und Osteopathie: Beckenboden, Zwerchfell und vegetatives Nervensystem beeinflussen das hormonelle System direkt.
- Mikronährstoffe: Aminosäuren, Magnesium, Vitamin D, B-Vitamine und Omega-3 wirken hormonregulierend, nervenstabilisierend.
- Darmaufbau und Bitterstoffe fördern die Entgiftung, verbessern den Östrogenabbau und reduzieren einen hormonbedingten Reizdarm.
- Lebensrhythmus: Regelmäßiger Schlaf, Bewegung, Naturkontakt – all das stärkt die hormonelle Balance.

Zusammenfassung

PMS ist keine Einbildung, sondern ein hormonell-neurophysiologischer Ausnahmezustand. Mit pflanzlicher Unterstützung (z. B. durch Mönchspfeffer, Frauenmantel, Gänsefingerkraut) sowie ganzheitlicher Körperarbeit und Nährstoffen lässt sich der monatliche Sturm mildern. Es geht nicht um Kontrolle, sondern um einfühlsame Regulierung. Dein Körper ist kein Feind – sondern ein feines zyklisches System, das Unterstützung braucht.

INFO

PMDS

PMDS (prämenstruelle dysphorische Störung) ist eine schwere Form des PMS, bei der betroffene Frauen unter intensiven Stimmungsschwankungen, Reizbarkeit, Angst und depressiven Verstimmungen in der zweiten Zyklushälfte leiden.
Die Symptome beeinträchtigen oft das tägliche Leben erheblich und erfordern in vielen Fällen eine sensible Kombination von Schulmedizin und Phytotherapie, wenn es Mönchspfeffer allein nicht schafft.
Zum Einsatz kommen Mönchspfeffer, Johanniskraut, Lavendel und Melisse in einem integrativen Gesamtkonzept.

Arzneimittel und PMS

Was dir vielleicht nicht bekannt ist: Viele Medikamente beeinflussen den weiblichen Zyklus und können PMS-Symptome verstärken oder auslösen. Diese Übersicht zeigt dir, welche Arzneimittelgruppen beteiligt sind und warum.

- Hormonelle Verhütung (Pille, Hormonspirale): Zyklusverschiebung, Stimmungsschwankungen
- Antidepressiva (SSRI, SNRI): Serotoninveränderung, Libidoverlust, Gewichtszunahme
- Cortison/Glukokortikoide: Wassereinlagerung, Stimmungsschwankungen, Hitzewellen
- Schilddrüsenmedikamente (z. B. L-Thyroxin): zu hohe/niedrige Dosis = Zykluschaos

- Blutdrucksenker (z. B. Beta-Blocker): Müdigkeit, depressive Verstimmung

INFO

DOPAMIN-ANTAGONISTEN – EIN UNTERSCHÄTZTER PMS-AUSLÖSER

Dopamin spielt eine zentrale Rolle für die Stimmung, für die Motivation und die Regulation des Hormons Prolaktin. Bestimmte Medikamente, sogenannte Dopamin-Antagonisten, blockieren die Dopaminrezeptoren (v. a. D2) und führen zu einem Anstieg von Prolaktin. Das hemmt den Eisprung, verschiebt den Zyklus und kann PMS-artige Beschwerden wie Brustspannen, Stimmungstiefs und Reizbarkeit verstärken. Es kommt zur Hyperprolaktinämie. Typische Dopamin-Antagonisten sind:

- **Domperidon: Magenentleerungsstörungen**
- **Metoclopramid (MCP): Übelkeit, Migräne**
- **Haloperidol, Risperidon: Neuroleptika**
- **Sulpirid, Amisulprid: Depressionen, Unruhe**
- **Prochlorperazin: Migräne, Übelkeit**

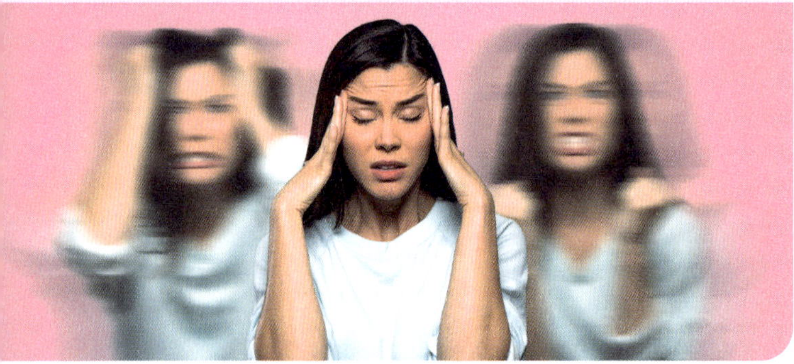

Kinderwunsch

Ein Kinderwunsch ist etwas zutiefst Natürliches und gleichzeitig eines der sensibelsten Themen für Körper, Seele und Beziehung. Manchmal klappt es wie im Biologiebuch. Oft nicht.
Und dann beginnt eine Phase, die geprägt ist von Hoffnung, Geduld, Enttäuschung und einer ausgeprägten Google-Historie. Kinderwunsch ist kein Leistungssport zwischen Basaltemperatur und Kalender! Glückshormone und eine Portion Gelassenheit gehören mit dazu. Den eigenen Mann bitte auch nicht vergessen, weder emotional noch mit physiologischen Themen. Ohne ihn geht es nicht. Es braucht für beide Raum und manchmal ein bisschen pflanzliche Hilfe.
Mönchspfeffer und Storchenschnabel sind dabei keine Wundermittel, aber kluge Begleiter, die mit deinem Körper sprechen und nicht gegen ihn arbeiten. Mit Wärme, Aufmerksamkeit und der richtigen Mischung kann dein Körper den Weg zur Empfängnis (wieder-) finden – gezielt, ganzheitlich und gut abgestimmt auf deinen Körper. Und wenn es dann immer noch nicht funktioniert, sind natürlich das Kinderwunschzentrum, ärztliche Abklärung möglicher Ursachen und hormonelle Unterstützung die nächsten Schritte.
Doch bevor du dich zwischen Temperaturkurven, Hormonlaboren und Fertilitätstees verlierst: Die Natur hat viele stille Helfer.

Mönchspfeffer *(Vitex agnus-castus)*

Der Mönchspfeffer ist wohl die bekannteste Heilpflanze bei hormonell bedingtem Kinderwunsch.

Wirkung

- Zyklusanregend über die Hypophyse
- Prolaktinsenkend (Prolaktin ist häufig erhöht bei unerfülltem Kinderwunsch)
- Wirkt fördernd auf die körpereigene Progesteronbildung (wichtig für die Einnistung)
- Harmonisierend in der zweiten Zyklushälfte

Anwendung

Bei Gelbkörperschwäche, Zyklusunregelmäßigkeiten, PMS oder dem »Post-Pille«-Syndrom; als Tinktur, Kapsel, Tee. Für eine effektive pflanzliche Unterstützung ist ein standardisierter Spezialextrakt aus der Apotheke die beste Wahl, denn die Wirksamkeit wurde in Studien nachgewiesen. Mönchspfefferextrakt in Konzentrationen von 20 mg greift sanft in das hormonelle Ungleichgewicht ein. Zu beachten ist, dass sich die Wirksamkeit erst allmählich einstellt. Erste spürbare Verbesserungen können vielfach bereits nach 4- bis 6-wöchiger Anwendung eintreten, die volle Wirksamkeit entfaltet sich in Agnucaston® 20 mg in den ersten drei Monaten der Einnahme. Ein klein wenig Geduld ist bei dieser pflanzlichen Behandlung daher nötig.

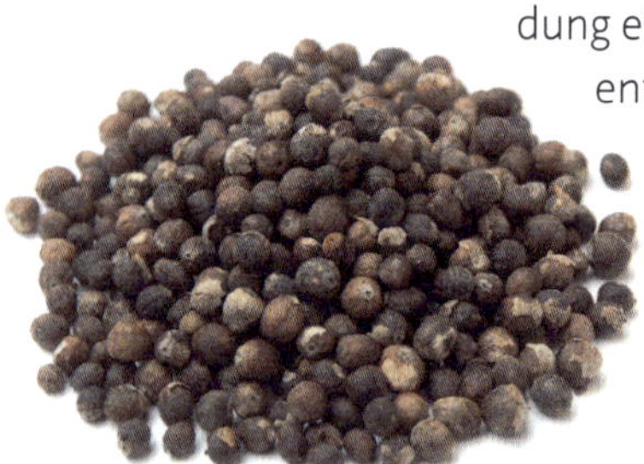

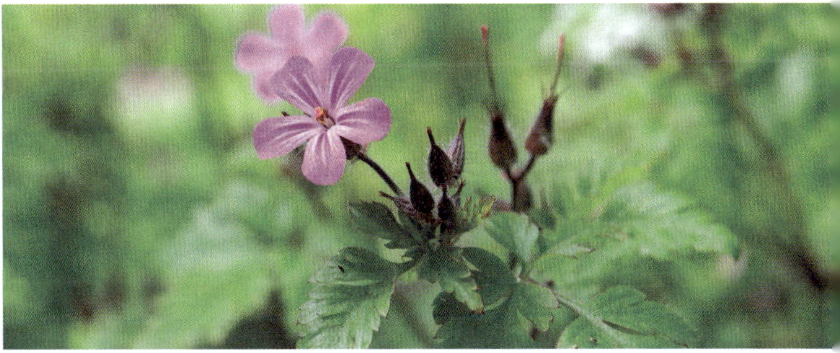

Storchenschnabel *(Geranium robertianum)*

Der Storchenschnabel hat nicht nur einen passenden Namen, sondern auch eine tief verwurzelte Rolle in der Volksmedizin als Kinderwunschpflanze.

Wirkung

- Durchblutungsfördernd
- Stoffwechselanregend
- Sanft hormonregulierend
- Wirkt tonisierend auf Gebärmutter und Eierstöcke

Anwendung bei Kinderwunsch

Tee oder Tinktur über den Zyklus verteilt.

Pflanzenkombinationen

Gern werden bei Kinderwunsch auch unterschiedliche Pflanzenkombinationen in der ersten und zweiten Zyklushälfte eingesetzt:

- In der Follikelphase: Himbeerblätter, Schafgarbe
- In der Gelbkörperphase: Frauenmantel, Mönchspfeffer

WEITERE PFLANZEN, DIE FRAU BEI KINDERWUNSCH UNTERSTÜTZEN

Pflanze	Wirkung und Einsatz
Himbeerblätter	Unterstützt Follikelreifung, öffnet das Becken, tonisiert die Gebärmutter
Frauenmantel	Stärkt die zweite Zyklushälfte, soll progesteronähnlich wirken
Schafgarbe	Entkrampfend, durchblutungsfördernd, leicht tonisierend
Brennnessel	Entgiftend, mineralstoffreich, wichtig bei Ausleitung
Rose/Lavendel	Entspannend, hormonstimulierend, libidofördernd
Rosenwurz	Stressregulierend, fördert Eisprung über Cortisolkontrolle
Zimt	Reguliert Blutzucker, günstig bei PCOS

Tipp

Fördere den Nestbau und bereite den Körper auf den Marathon Schwangerschaft für den neuen Mitbewohner vor – mit Mikronährstoffen, Glückshormonen und viel Liebe!

Bitte beachten bei Kinderwunsch!

- Meide Salbei, Pfefferminze und Petersilie in hohen Dosen, sie können zyklushemmend wirken.
- Verzichte auf Entgiftungskuren und harte Diäten, sie schwächen die hormonelle Balance. (Allerdings hat eine gut geplante Fastenkur in ruhiger Umgebung schon zu so manchem Baby beigetragen.)

- Vermeide Stress und einen Cortisolüberschuss, er blockiert LH/FSH, verhindert Eisprung.
- Versuche, Vaginalkeime zu verhindern, die keine guten Voraussetzungen sind, wenn du schwanger werden möchtest oder einen kleinen Mitbewohner für neun Monate hast.

INFO

HILFE AUS DER GEMMOTHERAPIE

Eine weitere Möglichkeit gibt es in der sogenannten Gemmotherapie, die Knospenextrakte einsetzt. In der Gemmotherapie wird Himbeerknospenextrakt *(Rubus idaeus)* traditionell zur Regulierung des weiblichen Zyklus und zur Vorbereitung auf eine Schwangerschaft angewendet. Er soll den Eisprung fördern, die Gebärmutterschleimhaut stärken und den Hormonhaushalt ausgleichen – besonders hilfreich bei Zyklusstörungen oder Kinderwunsch.

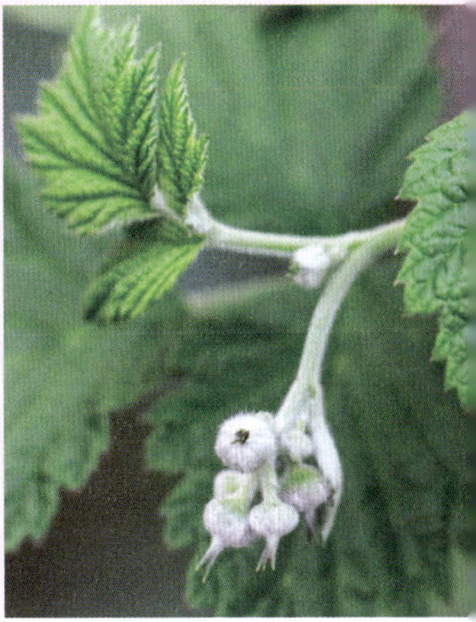

Wechseljahre – wenn der Körper neue Töne spielt

Wechseljahre sind kein Drama, aber manchmal ein Orkan, sie sind keine Krankheit, sondern ein natürlicher hormoneller Übergang – von der fruchtbaren Phase in eine neue, kraftvolle Lebenszeit. Klingt gut. Fühlt sich oft weniger gut an: Hitzewallungen im Meeting, Stimmung wie Novemberwetter, Schlafprobleme, trockene Schleimhäute und das Gefühl, sich selbst fremd zu werden. Das ist nicht eingebildet, sondern biochemisch, hormonell und sehr real. Medizinisch nennt man's »Klimakterium«, emotional eher »Klimakatastrophe«. Zu oft heißt es nur: »Da müssen Sie durch.« Und das klingt wie: »Das Haus brennt, aber wohnen Sie ruhig weiter drin.« Aber: Frau will wissen, was da passiert – und was helfen kann. Denn wenn Hormone Achterbahn fahren, reagiert jeder Körper anders.

Was medizinisch in den Wechseljahren passiert, wurde schon in Teil 1 erklärt. Dadurch, dass die Eierstöcke weniger Östrogen und Progesteron produzieren, gerät das neuroendokrine Gleichgewicht ins Wanken – dein ganzes System reagiert, bei der einen Frau still und leise, bei der anderen laut, heftig und wie ein Orkan, der den Organismus durcheinanderwirbelt. Das ist bei jeder Frau anders. Daher gilt es, auf deine individuellen Bedürfnisse einzugehen, sensibel und sanft!

Und dabei können dir einige Pflanzen helfen.

Pflanzen, die dir jetzt helfen

Einige Pflanzen wirken auch in dieser Lebensphase sehr gut!

PFLANZEN FÜR DIE WECHSELJAHRE

Pflanzenkraft	Wirkung
Mönchspfeffer	Prä- und perimenopausal die Hormone wieder in die Balance bringen
Salbei	Schweißhemmend, beruhigend (ideal bei Hitzewallungen)
Traubensilberkerze	Wirkt auf Östrogenrezeptoren im ZNS – gut bei Hitzewallungen und Stimmungswechsel (SERM-Effekt)
Rotklee	Enthält Phytoöstrogene – leicht östrogenähnlich (bei milder Mangel-Symptomatik)
Hopfen	Beruhigend, östrogenähnlich, hilft bei Schlafstörungen
Melisse und Lavendel	Nervöses Herz, Unruhe, Schlafprobleme
Sibirische Rhabarberwurzel	Modernes pflanzliches Präparat mit Studienlage, hormonfrei
Ginseng und Rosenwurz	Adaptogene, stabilisierend bei Energie- und Stimmungsschwankungen
Ginkgo	Bei »Brain Fog«, Konzentrationsstörungen
Johanniskraut	Hilfreich bei Stimmungstiefs in der Perimenopause

INFO

YAMSWURZEL

Die Yamswurzel *(Dioscorea villosa)* enthält Diosgenin, ein pflanzliches Saponin, die Vorstufe zum Progesteron. Im Labor kann daraus Progesteron hergestellt werden – aber nicht im Körper. Unser Stoffwechsel kann Diosgenin NICHT in Progesteron umwandeln. Die Yamswurzel enthält also keine pflanzlichen Hormone, ist keine »natürliche HET« (Hormonersatztherapie), sondern ein Pflanzenextrakt mit schwacher östrogenähnlicher Wirkung und vielen natürlichen Stoffen, die »Frau« auch in den Wechseljahren modulierend unterstützen können. Die Yamswurzel kann bei milden Symptomen begleiten – aber nicht bei echten Mangelerscheinungen – und sie kann Progesteron nicht ersetzen.

Wann sind echte Hormone medizinisch sinnvoll?

Wenn Beschwerden stark sind oder systemische Auswirkungen haben (z. B. Schlaflosigkeit, Osteoporose, Herz-Kreislauf-Risiken), kann eine individuell abgestimmte Hormonersatztherapie (HET) helfen:

- Niedrig dosiert: Start slow, go slow!
- Verwendung transdermal oder vaginal (z. B. Pflaster oder Gel)
- Oral ebenfalls möglich in anderen Dosierungen
- Einnahme nur in Begleitung eines Arztes mit Hormonkompetenz; die Rezepturen sind verschreibungspflichtig, und vor der Einnahme sollte ein Check beim Gynäkologen erfolgen.

Die Wechseljahre sind kein Mangelzustand, aber eine hormonelle Neuorganisation. Hormontherapie ist kein Tabu, sondern eine wichtige medizinische Maßnahme.

Homöopathische Mittel

Homöopathie wirkt nicht hormonell, sondern regulativ auf energetischer Ebene und ist oft gut verträglich, auch bei hormonabhängigen Vorerkrankungen. Grundlage ist eine pflanzliche Urtinktur, die dann »hochpotenziert« wird. Auch hier finden sich unsere »alten« Phytobekannten wieder. Die Auswahl richtet sich nach den Leitsymptomen, weniger nach der Diagnose allein.

Mittel	Typische Symptome/Einsatz
Sepia D6/D12/C30	**Erschöpfung, Reizbarkeit, »abgeschnitten vom Gefühl«, Libidoverlust**
Lachesis D12/C30	**Hitzewallungen, Reizbarkeit, Herzklopfen, unterdrückte Emotionen**
Pulsatilla D6/D12	**Weinerlichkeit, wechselhafte Beschwerden, Frösteln, »will umsorgt werden«**
Sulfur D6/D12	**Nächtliches Schwitzen, innere Hitze, Unruhe**
Glonoinum D6/C30	**Plötzliche Hitzewellen mit rotem Kopf, Pulsieren, Migräne**
Cimicifuga D6/C30	**Depression, Stimmungsschwankung, krampfartige Schmerzen**
Ignatia D12/C30	**Emotionale Instabilität, Traurigkeit, PMS-artige Beschwerden**
Agnus castus D6/D12	**PMS, beginnende Zyklusanomalien, Wechseljahressymptomatik**

Hinweis
Für die Selbstanwendung im Rahmen einer naturheilkundlichen Begleitung eignen sich v. a. D6- und D12-Potenzen. Höhere C-Potenzen gehören in erfahrene Hände.

Phytotherapie bei und nach Brustkrebs

Manchmal kann Phytotherapie auch kontraindiziert sein (z. B. bei Brustkrebs). Hier ist Abklärung in der Apotheke und mit dem behandelnden Arzt notwendig, also besser keine Eigenexperimente und Hände weg von Dr. Google und dem Internet!
Bei hormonsensitiven Tumoren (z. B. Brustkrebs, Endometriumkarzinom) sollten bestimmte Phytoöstrogene und hormonähnlich wirkende Pflanzen gemieden wer-

Bitte keine Experimente, lass dich immer beraten!

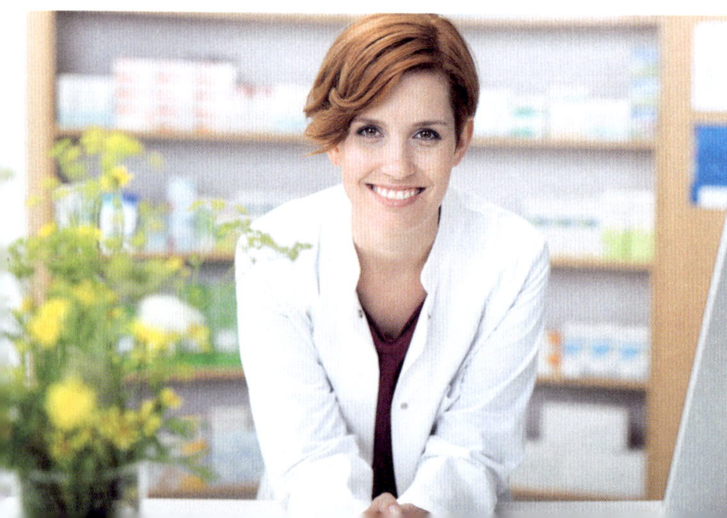

den. Nach heutigem Wissensstand werden Sojaextrakte, Hopfen, Rotklee nicht empfohlen, dahingegen sind Traubensilberkerze, Rhabarberwurzelextrakt (ERr731) und Mönchspfeffer möglich.

Typische Beschwerden und naturheilkundliche pflanzliche Begleiter

Die typischen Leiden lassen sich gut aus dem Schatz der Naturheilkunde bewältigen:

- Hitzewallungen: Salbei, Rhabarberwurzelextrakt, Traubensilberkerze
- Schlafstörungen: Lavendel, Melisse, Hopfen, Baldrian, Bryophyllum
- Stimmungsschwankungen: Johanniskraut (niedrig dosiert), Traubensilberkerzenextrakt (wenn nicht kontraindiziert)
- Libidoverlust: Ginseng, Maca, Lachesis
- Scheidentrockenheit: Omega-3, Leinöl, Gleitgel mit Hyaluron, ggf. Estriol lokal, Sanddornextrakt, spezielle Gele und Cremes mit Granatapfel, Aromatherapie (Rose/Lavendel)
- Gewichtszunahme: Bitterstoffe (z. B. Andorn), Intervallfasten, Muskelaufbau
- Kreislaufschwäche: Rosmarin, Rosenwurz, homöopathische Kombipräparate
- Knochenschutz: Vitamin D, Magnesium, Silicium, Calcium, am besten als Eierschalenextrakt, Bewegung, ggf. HET, Mumijo (Mineralharz)

INFO

WARUM SOJA NICHT IMMER SINNVOLL IST

Soja enthält Phytoöstrogene (Isoflavone), die bei asiatischen Frauen traditionell mit einer höheren Enzymaktivität und Darmflora-Ausstattung besser verstoffwechselt werden. Europäische Frauen haben oft nicht die nötige bakterielle Voraussetzung im Darm, um die Isoflavone in aktive hormonähnliche Substanzen umzuwandeln. Zudem ist westliches Soja häufig industriell verarbeitet – mit unklarem Einfluss auf hormonelle Prozesse. Deshalb: Soja ist kein Allheilmittel und sollte individuell bewertet werden. Von isolierten Isoflavonen, die in Nahrungsergänzungsmitteln angereichert werden, ist abzuraten. Das hat nichts mit Soja aus Lebensmitteln zu tun!

Zusammenfassung

Die Wechseljahre brauchen Verständnis – keine Angst. Dieses Kapitel gibt dir Orientierung, wo sanfte Hilfe möglich und wann ärztliche Begleitung wichtig wird. Jeder Körper geht diesen Übergang anders an, und es hilft, sich zu rüsten mit pflanzlicher, homöopathischer und achtsamer Begleitung.

Postmenopause – wenn die Periode in Rente geht

Die Eierstöcke schlafen dauerhaft, die Blutung bleibt aus – willkommen in der Postmenopause! Doch Schluss mit dem Mythos vom hormonellen Stillstand: Der Körper verändert sich, bleibt aber ein echtes Anpassungswunder.

- Bewegung, Nährstoffe und gute Laune sind jetzt Gold wert – genauso wie Schlaf, Muskelkraft und Magnesium.
- Homöopathie, wer es ganz sanft liebt, auch hier sind Pflanzen die Grundlage.
- Phytotuning (z. B. aus Mönchspfeffer, Cimicifuga & Co.) kann sanfte Unterstützung leisten, wenn Hitzewallungen oder vaginale Trockenheit anklopfen.
- Und wer's braucht: bioidentische Hormone. Sie sind kein Tabu, sondern ein Tool. Natürlich mit ärztlicher Begleitung und aus der Apotheke als Kapsel, Pflaster, Creme oder Spray.

Gesund altern heißt nicht, ewig jung zu bleiben, sondern lange gut zu leben (Longevity) – mit einem Körper, der sich vielleicht verändert, aber trotzdem dein bester Sparringspartner bleibt, mit Würde und Respekt.

Tipps für die Postmenopause und Better Aging

In aller Kürze hier für dich sieben praktische Tipps, wie du frohgemut altern kannst:

1. Schlaf dich schön – mindestens sieben Stunden, Zellreparatur inklusive.
2. Iss bunt – je farbiger der Teller, desto jünger die Telomere.
3. Iss schlau – Brainfood wie Nüsse, Beeren und Avocados fördern dein Denkvermögen.
4. Trinke grün – grüner Tee, Kräutertinkturen und Zitronenwasser für Zellpower.
5. Bewege dich – Power Walks, Tanzen, Gartenarbeit: Hauptsache mit Spaß.
6. Lache täglich – Oxytocin verlängert Telomere.
7. Pflanze dich gesund – Garten, Balkon oder Fensterbank: Grün ist gut.

Inzwischen hat die Wissenschaft viele Erkenntnisse, warum du dich mit bestimmten Lebensmitteln verwöhnen solltest.

Superfoods für jeden Tag

Eine gesunde Ernährung ist schon die halbe Miete.

- Blaubeeren – Antioxidantien für junges Denken
- Walnüsse – Omega-3 für Gehirn und Herz
- Avocado – Fette für Zellmembranen und Haut
- Brokkoli – Glutathionlieferant und Zellschutz
- Grünkohl – Vitamin-K- und Kalzium-Kick
- Eier – Cholin für Hirnleistung
- Leinsamen und Algenöl – pflanzliches Omega-3
- Fermentiertes – stärkt Darm-Hirn-Achse

Und natürlich kannst du mit besonderen Pflanzen jederzeit deinem Körper und deinem Geist einen besonderen Kick geben.

Pflanzenpower für dein Wohlbefinden

Die Natur hält wahre Wunder für dich bereit!

- Ginseng – Zellaktivierung und Energie
- Kurkuma – entzündungshemmend und zellschützend
- Ashwagandha – Stressregulierung und Schlafhilfe
- Löwenzahn – Leberfreund und Detox-Genie
- Hagebutte – Vitamin C fürs Bindegewebe
- Rosmarin, Salbei, Schnittlauch und Radieschen – Aromatherapie für Hirn und Darm
- Ginkgo – Synapsenfreund und Durchblutungskünstler
- Reishi und Shiitake – Immunbooster und Zellschutz
- Moringa – das grüne Multivitamin
- Brennnessel – Eisenquelle und Detoxpflanze

Und falls du schon jenseits der Postmenopause bist: Es ist nie zu spät, mit kleinen Schritten anzufangen! Unser wunderbarer Körper kennt fantastische Methoden zur Regenerierung und zur Zellreparatur.

Better Aging heißt:
Du entscheidest, wie du dich fühlen willst.

Lass dich begleiten – in deiner Apotheke oder bei der Ärztin/Therapeutin deines Vertrauens. Weil jede Frau anders und einzigartig ist!

HPU – Stoffwechselstörung mit vielen Gesichtern

HPU steht für Hämopyrrollaktamurie, eine angeborene Stoffwechselstörung, unter der ca. 10 Prozent aller Frauen leiden. HPU bedeutet, dass das wichtige Molekül Häm (für Hämoglobin, Myoglobin, Entgiftung, Mitochondrien etc.) nicht ausreichend gebildet und teilweise falsch abgebaut wird. Die Entgiftung und die Energiegewinnung in den Mitochondrien sind gestört. Diese Frauen leiden unter vermehrtem oxidativem Stress und erhöhter Entzündungsbereitschaft. Stressabhängig wird vermehrt nervenschädigendes HPL (der pathologische Hämopyrrollaktam-Komplex) gebildet. Zink, Vitamin B6 und Mangan werden vermehrt verbraucht, sodass es zu einem Mangel kommt. Dieser kann verschiedene Symptome verursachen, zum Beispiel:

- Müdigkeit
- Konzentrationsstörungen
- Hautprobleme (wie Akne oder Neurodermitis)
- Stimmungsschwankungen oder Reizbarkeit
- Zyklusstörungen, PMS
- Wechseljahresbeschwerden, Darmprobleme
- Gelenkbeschwerden
- Hashimoto

Viele Menschen wissen gar nicht, dass sie HPU haben, da die Symptome oft unspezifisch sind und leicht mit anderen Krankheiten verwechselt werden können. HPU beeinträchtigt die Lebensfreude ein Leben lang. Deshalb ist es wichtig, einmal die Diagnose durch einen Urintest zu stellen, der auf Hämopyrrollaktame hin prüft. Durch die richtige

Versorgung mit Nahrungsergänzungsmitteln, wie Zink, Mangan und aktivem Vitamin B6, kann Beschwerdefreiheit erlangt werden.

Pflanzliche Unterstützung bei HPU (begleitend zur Substitution)

Pflanzen können HPU nicht »heilen«, aber Stoffwechsel, Entgiftung, Nerven und Hormonhaushalt unterstützen.

Leber- und Entgiftungspflanzen

Mariendistel → schützt die Leber, unterstützt Entgiftung
Löwenzahn → leicht entwässernd, leberanregend
Schachtelhalm und Brennnessel → Ausleitung über Niere und Gewebe

Nerven- und Stressregulation

Rosenwurz → Adaptogen, fördert Stressresistenz und Energie
Lavendel → beruhigend bei innerer Unruhe, Schlafstörung
Passionsblume, Melisse → ausgleichend für das vegetative Nervensystem

Hormonbalance (bei Frauen)

Mönchspfeffer → bei Zyklusstörungen durch Progesteronmangel
Frauenmantel, Schafgarbe → ausgleichend bei PMS und Zyklusunruhe

Wichtig

Die Basis der HPU-Therapie bleibt die gezielte Substitution von aktivem Vitamin B6 (P-5-P), Zink, Magnesium und ggf. Mangan.

Topfigur – Hormone und bittere Wahrheiten

Viele Frauen kennen es: Du isst wie immer, bewegst dich wie sonst auch, und plötzlich fühlst du dich wie ein knautschiger Donut. Der Grund liegt nicht in Disziplin oder Pasta, sondern tief in deinen Hormonen. Dieses Kapitel erklärt dir, warum dein Bauch zur Problemzone wird, was Östrogen, die Leber, die Schilddrüse und sogar deine Gene damit zu tun haben und wie du mit der richtigen Kräuterstrategie wieder zu dir findest. Östrogen sorgt in jungen Jahren für eine schöne Figur. Doch wenn der Östrogenspiegel absinkt – durch Wechseljahre, Stress oder die Pille – wandert das Fett, und der Bauch wächst. In Kombination mit sinkendem Progesteron und einer überlasteten Leber wird Abnehmen zum Kraftakt. Die Leber baut überschüssiges Östrogen ab. Wird sie durch Zucker, Alkohol oder Medikamente belastet, staut sich das Hormon – und der Fettabbau wird blockiert.

KRÄUTER FÜR DEINE HORMONELLE FIGURFREUDE

Pflanze	Wirkung
Andorn	Bitterkraft pur, leberaktivierend, stoffwechselanregend
Mariendistel	Leberzellschutz, blutzuckerstabilisierend
Schafgarbe	Entkrampfend, hormonregulierend
Frauenmantel	Progesteronfreundlich, zyklusbalancierend
Mönchspfeffer	Hormonbalance bei PMS

Pflanze	Wirkung
Löwenzahn	Galletreibend, entgiftend
Zimt und Ingwer	Blutzuckerstabilisierend
Wermut, Enzian	Fatburner, Bitterkraft pur

INFO

KEINE DAUERLÖSUNG: DIÄTSHAKES, »LIGHT«-PRODUKTE, GLP-1-PRÄPARATE …

Shakes mit Soja, Zuckerersatz und zu wenig Nährstoffen machen deine Schilddrüse müde und deinen Darm leer, und auch Light-Produkte können den Stoffwechsel negativ beeinflussen. GIP- und GLP-1-Präparate helfen anfangs – aber Muskelabbau, Mangelernährung und der Jo-Jo-Effekt folgen, sobald du sie absetzt.

Schilddrüse – klein aber oho!

T3 und T4 steuern deine Fettverbrennung. Östrogenüberschuss, Jodmangel oder Diäten bremsen die Umwandlung in aktives T3, und du nimmst zu, obwohl du kaum isst. Die Schilddrüse ist wie die Projektleiterin deines Stoffwechsels – klein, aber entscheidend. Sie produziert T3 und T4, die darüber bestimmen, wie schnell du Fett verbrennst, wie warm du bist, wie wach du denkst und wie dein Körper Kalorien nutzt.
Doch was passiert, wenn sie gedrosselt wird?

- Östrogendominanz (z. B. durch Stress, Pille, Hormonchaos) hemmt die Umwandlung von T4 in das aktive T3.

- Leberprobleme verhindern den Abbau von Reverse-T3 (dem Anti-T3).
- Jodmangel und Nährstoffdefizite (z. B. Selen, Zink, Eisen) machen die Schilddrüse träge.

Das Ergebnis ist: Du isst gesund, aber nimmst trotzdem zu. Deine Hände sind kalt, dein Kopf ist neblig, und dein Gewicht bewegt sich auf der Waage nur nach oben.

INFO

WARUM MANCHE ABNEHMSHAKES DICH ZUNEHMEN LASSEN

Viele Diätshakes sind wahre Schilddrüsen-Saboteure:

- **Sie enthalten Sojaprotein und sind reich an Phytoöstrogenen, die u. a. die Schilddrüsenfunktion beeinflussen können.**
- **Sie liefern zu wenig Kalorien und Eiweiß, was den Stoffwechsel ausbremst.**
- **Sie enthalten Zuckerersatzstoffe, die Darmbakterien schädigen.**
- **Und sie verdrängen echte Nahrung – also Mineralien, Bitterstoffe und Ballaststoffe, die du dringend brauchst.**

Kurz gesagt: Du trinkst Kalorien ohne Inhalt – und dein Körper geht in den »Sparmodus«. Ergebnis: Jo-Jo-Effekt, Heißhunger, Hormonchaos.

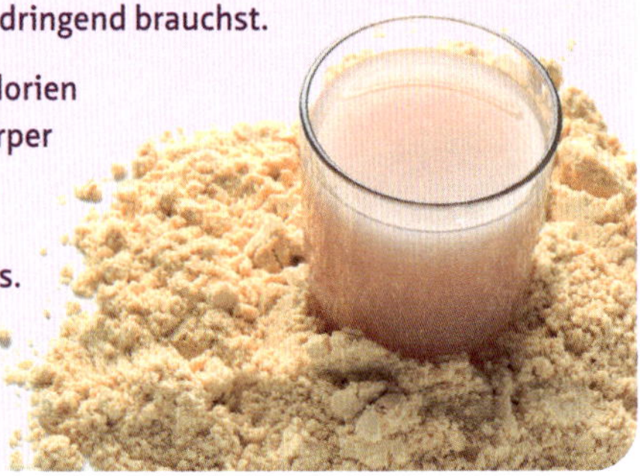

Deine Gene – wenn die DNA mitfuttert

Gene wie FTO, MC4R und TCF7L2 beeinflussen Hunger, Fettverbrennung und Insulin. Du bist nicht machtlos – Lebensstil, Bitterstoffe, Muskelaufbau und Ernährung verändern deine Genexpression (Epigenetik) –, denn Gene sind keine Diktatoren. Ein Gentest (Pharmakogenetik) zeigt, wie du Medikamente verstoffwechselst und wie dein Stoffwechseltyp funktioniert. Viele Apotheken bieten solche Tests in Zusammenarbeit mit zertifizierten Laboren an. Frage vor Ort nach, ob es ein »Made-for-me«-Konzept für dich gibt, wie es z. B. die Eisbär Apotheke (siehe Seite 157) bereithält. Ab- oder Zunehmen klingt einfach, doch jeder Körper reagiert unterschiedlich auf Essen und Trainingsprogramme. Diese Unterschiede liegen oft in unseren Genen. Manche Menschen nehmen schnell ab, wenn sie die Kohlenhydrate reduzieren, während andere weniger Fett zu sich nehmen sollten. Auch die sportliche Betätigung zeigt bei jedem unterschiedliche Erfolge. Die Shape-Analyse hilft dir, die spezifischen Bedürfnisse deines Körpers zu verstehen und dein Gewichtsmanagement optimal darauf abzustimmen.

Was kann deine Apotheke für dich tun?

Es gibt eine ganze Bandbreite an Mitteln, die dir dabei helfen, die Figur zu halten, die guttun und dich gesund bleiben lassen. Die Anwendung kann begleitend zu einer ausgewogenen Ernährung und regelmäßiger Bewegung sinnvoll sein. Da jede Stoffwechsellage individuell ist, sollte die Zusammenstellung und Dauer der Anwendung idealerweise im Rahmen einer fachkundigen Beratung abgestimmt werden. Folgende Themen kannst du im Rahmen deiner Gewichtskontrolle durchdenken:

- Bitterstoffe zügeln den Heißhunger auf Süßes – ideal zur Stoffwechselanregung und Verdauungsförderung.
- Individuelle Kräutermischungen und Tees unterstützen Leber, Darm und hormonelles Gleichgewicht.
- Eine Mikronährstoffberatung hilft, Nährstoffmängel zu erkennen und gezielt auszugleichen.
- Hormon- und Darmanalysen vornehmen, z. B. per Speichel- oder Stuhltest.
- Der »Made for Me«-Gentest analysiert genetische Faktoren rund um Gewicht, Stoffwechsel und Nährstoffverwertung – für maßgeschneiderte Empfehlungen in spezialisierten Apotheken.
- Schilddrüsenhormone prüfen und ärztlichen Check-up vornehmen, auch bevor Abnahme- und Sportprogramme gestartet werden.

INFO

WAS IST EPIGENETIK?

Epigenetik erklärt und steuert, wie Gene ein- oder ausgeschaltet werden können, ohne dass sich die DNA selbst verändert. Unsere Gene liefern nur den »Bauplan«. Ernährung, Stress, Schlaf, Umweltgifte, Bewegung, Hormone und Medikamente beeinflussen die Epigenetik. Sie ist der Beweis dafür, dass der Lebensstil zählt!

Darm gut, alles gut

Du denkst, dein Immunsystem sitzt im Hals? In den Mandeln? Vielleicht in deinem Bizeps? Falsch gedacht. Rund 80 Prozent deines Immunsystems wohnen in deinem Darm. Ja, genau – in diesem sieben Meter langen Schlauch, der mehr mit deinem Wohlbefinden zu tun hat, als du denkst.

Das darmassoziierte Immunsystem (GALT)

Das GALT – »gut-associated lymphoid tissue« – ist quasi das Sicherheitspersonal deines Verdauungstrakts. Es besteht aus Immunzellen, Lymphgewebe und Signalmolekülen, die alles abwehren, was deinem Körper schaden will: Bakterien, Viren, Giftstoffe, Gluten-Drama, Zucker-Overkill ... Wenn dein Darm fit ist, bist du es auch. Wenn er durchlässig, faul ist oder überfordert – willkommen in der Welt von Blähbauch, Brain Fog, Allergien, Hautproblemen und Stimmungstiefs.

Die neuen Helden: Bitterstoffe

Bitterstoffe schmecken nicht angenehm, sind aber unfassbar gut für dich, und zwar auf mehreren Ebenen: Sie regen die Verdauungssäfte an (Speichel, Galle, Magensäure – die Aufräumtruppe!).

- Sie wirken appetitanregend.
- Sie unterstützen die Leber, die Galle und die Bauchspeicheldrüse bei der Entgiftung und Fettverdauung.

- Sie fördern die Motilität des Darms (Schubkraft statt Stau!).
- Sie wirken krampflösend, das heißt spasmolytisch auf den Magen-Darm-Trakt.
- Sie wirken antibakteriell und antiviral.
- Sie stärken die Schleimhautbarriere (dein innerer Sicherheitsgurt).
- Sie aktivieren das enterische Nervensystem (»Bauchhirn«).
- Sie helfen beim Zucker-Detox (du hast weniger Heißhunger auf Gummibärchen).
- Sie regulieren den Blutzucker (milder Effekt in Studien, nicht therapeutisch anerkannt).

BITTERE PFLANZEN – EINE AUSWAHL

Pflanze	Wirkung im Darm
Enzianwurzel	Hardcore-Bitterstoff, regt Galle u. Enzyme an
Andorn	Der kleine Bruder der Pfefferminze und Tausendsassa in Leber und Darm
Löwenzahn	Leberfreundlich, entgiftend, galletreibend
Artischocke	Cholesterinsenkend, fettverdauungsfördernd
Wermut	Parasitenfeind, tonisierend, sehr bitter
Schafgarbe	Krampflösend, darmregulierend
Chicorée/Wegwarte	Inulinquelle – Futter für Darmbakterien
Mariendistel	Leberzellschutz, sekundärer Held für Galle
Kurkuma	Entzündungshemmend, Gallensekret fördernd
Ingwer	Antioxidativ, entblähend, bewegungsfördernd

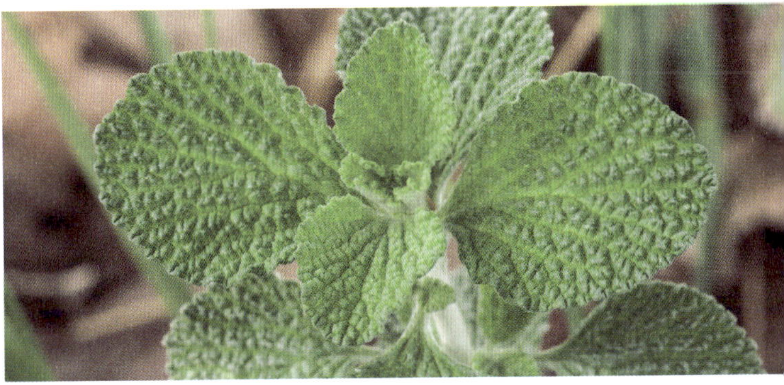

Andorn – der bittere Gentleman

Andorn *(Marrubium vulgare)* ist eine der ältesten Arzneipflanzen Europas und wird zu deinem sympathischen Begleiter in Tropfenform. Er ist nicht schrill, nicht süß – aber ehrlich, durchdringend und tief wirksam. Er enthält Bitterstoffe wie Marrubiin – stark verdauungsaktivierend –, fördert Gallensekretion und Leberfunktion, unterstützt die Schleimhautregeneration im Darm, hilft bei Blähungen, Appetitlosigkeit, Völlegefühl und wirkt auch auf die Atemwege – ein echter Allrounder!
Andorn als Tee oder Tinktur vor dem Essen 2–3-mal täglich einnehmen. Bitterstoffe verbessern die Aufnahme von Zucker in die Zelle und entsorgen ihn so aus der Blutbahn.

Wichtig

Bei Reizmagen oder Magengeschwüren besser meiden.

Darmbakterien – mehr als nur Gäste

In deinem Darm leben etwa so viele Mikroben, wie du Körperzellen hast – ein eigenes Ökosystem in dir. Und die sind nicht nur Gäste, sie sind Co-Manager deines Immunsystems. Du trägst ca. 1–2 Kilogramm Mikroorganismen im Darm, und das ist kein Hygieneproblem, sondern dein Überlebensvorteil. Diese kleinen Mikroben helfen bei der Verdauung, produzieren Vitamine, regulieren das Immunsystem und kommunizieren sogar mit deinem Gehirn!

Was Darmbakterien lieben …

- Ballaststoffe (aus Gemüse, Akazienfaser, Leinsamen, Flohsamen)
- Fermentierte Lebensmittel (Sauerkraut, Miso, Kimchi, Kombucha, Kanne Brottrunk)
- Präbiotische Kräuter (Löwenzahn, Topinambur, Salbei, Eiche)
- Ruhe und Rhythmus (sie mögen keine Hektik – Verdauung braucht Ruhe)

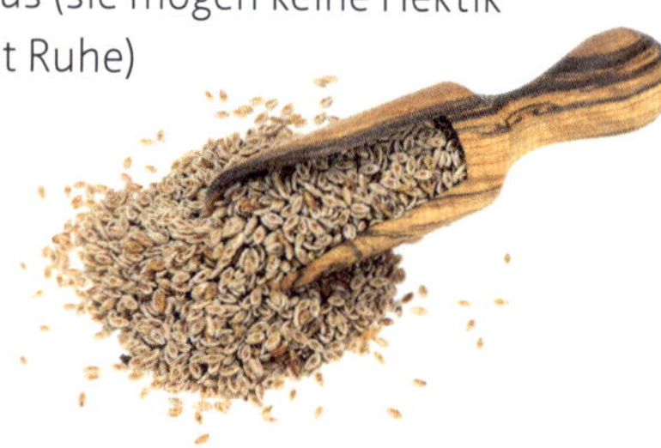

Und was sie hassen …

Zucker, Alkohol, Dauerstress, Antibiotika, falsche Diäten und »Nur-Smoothie«-Tage als Fructoseschleuder.

INFO

DARMHELDEN-EINMALEINS

Diese sieben Punkte helfen dir, darmgesund zu bleiben:

1. **Iss bitter! Vor dem Essen ein Bittertropfen oder Tee wirkt Wunder.**
2. **Kau langsam! Verdauung beginnt im Mund – nicht im Magen.**
3. **Pflege deine Flora: Jeden Tag ein bisschen Ballaststoffe, ein bisschen fermentiert, ein bisschen Gemüse.**
4. **Trink warm und nicht aus dem Kühlschrank: Zimmertemperatur ist Wellness für den Dünndarm.**
5. **Mach's regelmäßig: Morgens zur gleichen Zeit auf die Toilette gehen, hilft deinem Mikrobiom.**
6. **Atme tief! Stress bremst die Verdauung wie ein Stau auf der A8.**
7. **Mach eine Bitterkur oder nimm regelmäßig eine Kräutermixtur mit Bitterhelden (s. u.).**

Darmgesundheit mit der 3B-Regel

Bitterstoffe, **B**allaststoffe und **B**akterien sind drei unscheinbare Helden mit maximaler Wirkung. Nutze sie, um gesund zu bleiben! Mit der 3B-Regel an deiner Seite wirst du dich wundern, wie leicht, wach und stark du dich fühlen kannst – von innen heraus.

Nicht alle Bakterien lassen sich durch Nahrung oder Probiotika einfach so mit Leichtigkeit »ansiedeln«. Das Mikrobiom ist ein komplexes Ökosystem, individuell geprägt und noch nicht vollständig erforscht. Folgende Mitbewohner hast du:

Immunmodulierende Bakterien

Escherichia coli und Enterococcus faecalis

Hier gibt es Bakterien als Arzneimittel, zugelassen zur Immunstimulation – erhältlich in der Apotheke, mit geprüfter Qualität.

Laktobazillen und Bifidobakterien

In Nahrungsergänzungsmitteln (NEM) verfügbar – bitte auf Seriosität und Apothekenqualität achten. Nicht jedes Internet-Probiotikum ist sinnvoll oder sicher, und viel hilft nicht immer viel.

Die Proteinfreaks – proteolytische Bakterien

Mitbewohner, die du in Schach halten musst. Sie lieben Eiweiß – vielleicht ein bisschen zu sehr. Sie vermehren sich von allein bei zu viel tierischem Eiweiß in der Nahrung. Wenn sie zu viel werden, produzieren sie Gase, Toxine und schlechte Stimmung ... für Leber, Schleimhaut und alle in der Nähe.

Die Schleimhaut-Liebhaber – Faecalibacterium prausnitzii und Akkermansia muciniphila

Diese Feingeister kümmern sich um die Ernährung und den Aufbau der Darmschleimhaut. Sie sorgen für einen schönen, festen Mucus-Teppich – eine Darmbarriere, die dich schützt. Sie benötigen sogenannte Präbiotika/Ballaststoffe als Futter.

Die Faserfreunde – Ballaststoffabbauer
Sie geben dir Power aus Pflanzen! Sie zerlegen komplexe Kohlenhydrate und basteln daraus kurzkettige Fettsäuren. Sie brauchen als Nahrung Ballaststoffe und weitere wichtige Stoffe aus der Nahrung.

Die Stimmungsmacher – neuroaktive Mikrobiota
Diese Bakterien produzieren GABA, Serotonin & Co. – also Neurotransmitter, die auf Darm und Laune wirken. Über 70 Prozent des Serotonins werden im Darm produziert. Sie sind deine darminterne Chillout-Crew: spasmolytisch, stressreduzierend und schmerzhemmend. Auch sie kannst du mit guter Nahrung »füttern«.

Weitere Nährstoffe für den Darm: Prä- und Postbiotika

Präbiotika sind Ballaststoffe, die nicht vom Körper verdaut, aber von bestimmten nützlichen Darmbakterien verwertet werden. Präbiotika (z. B. Inulin, resistente Stärke) füttern Laktobazillen und Bifidobakterien, stärken die Darmflora und bringen den Stuhl auf Trab. Gibt's in Zwiebeln, Chicorée, kalten Kartoffeln, Akazienfaser. Präbiotika sind das Lieblingsessen deiner Mikroben und sollten einen großen Anteil in deiner Ernährung haben. Wenn du es nicht über die Ernährung schaffst, gibt es gute Nahrungsergänzungsmittel aus der Apotheke. Postbiotika sind Stoffwechselprodukte, die von Darmbakterien gebildet werden (z. B. kurzkettige Fettsäuren).

Beispiele für Präbiotika

- Inulin (z. B. in Chicorée, Topinambur, Zwiebeln)
- Oligofruktose (Ballaststoff aus Pflanzen)
- Resistente Stärke (z. B. in abgekühlten Kartoffeln, Reis, grünen Bananen)
- GOS (Galakto-Oligosaccharide) – auch in Muttermilch und -Präparaten
- Akazienfaser, Flohsamen, Gerstengras
- Beta-Glucane aus Pilzen = immunaktive Ballaststoffe mit leichter präbiotischer Wirkung – eine Darm- und Immunsystem-Doppelkombi, aber kein klassisches »Bakterienfutter« wie Inulin.

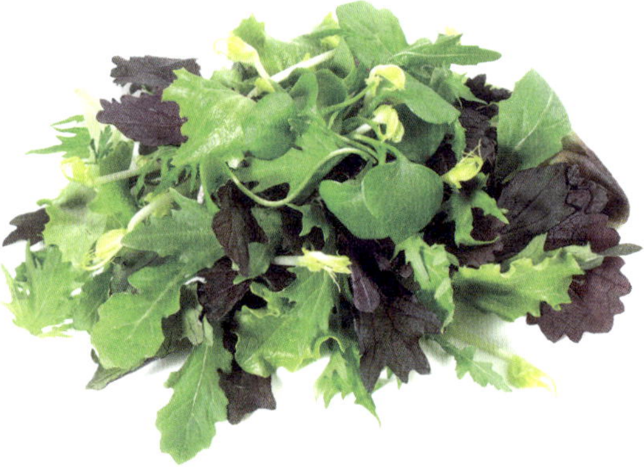

Wichtig

Die Basis bleibt eine ballaststoffreiche Ernährung (Obst, Gemüse, Vollkorn, manchmal milchsauer vergoren), sie fördert mikrobielle Vielfalt und Darmgesundheit – jeden Tag. Nicht nur ersetzen, sondern fördern, modulieren und verstehen – mit geprüften Produkten, guter Beratung aus der Apotheke vor Ort und echter Nahrung.

Wenn die Blase beleidigt ist

Warum weint und brennt unsere Blase manchmal und will ständig aufs Klo? Und was können wir (sanft, aber effektiv) dagegen tun? Es geht um Blasenentzündungen – oder wie wir sie liebevoll nennen: die Nervensägen des Urogenitaltrakts.
Fast jede Frau kennt sie. Und viele kennen sie wiederholt. Brennen, Harndrang, Ziehen. Eine nicht ausgeheilte Zystitis kann sich häuslich einrichten.
Die Harnblase ist ein charmant-elastisches Organ – solange kein bakterieller Untermieter einzieht. Hauptverdächtige: *Escherichia coli* – frech vom Darm rübergerutscht – plus manchmal Enterokokken, Klebsiellen oder Staphylokokken.

Der Zyklus und die Blase – eine hormonelle Freundschaftskrise

Weniger Östrogen führt zu weniger Schleimhautschutz und damit zu einer trockenen, reizbaren Blase. Besonders häufig betroffen sind:

- Junge Mädchen mit unregelmäßigem Zyklus
- Frauen um den Eisprung
- Frauen mit bestimmten hormonellen Verhütungsmitteln
- Stillende
- Frauen in den Wechseljahren

INFO

COMBUR-TESTSTREIFEN: DEINE DIAGNOSE ZUM SELBSTDIPPEN

Ein kleiner Papierstreifen mit großer Wirkung:

- **Leukozyten? Entzündung**
- **Nitrit? Bakterien am Werk**
- **Eiweiß, Blut? Aufpassen!**

Aber: Kein Test ersetzt den Arzt – vor allem nicht bei Fieber oder Schmerzen im Rücken. Aber du kannst schnell sehen, wenn die Ampel auf Rot springt und Schluss mit der Selbstmedikation ist.

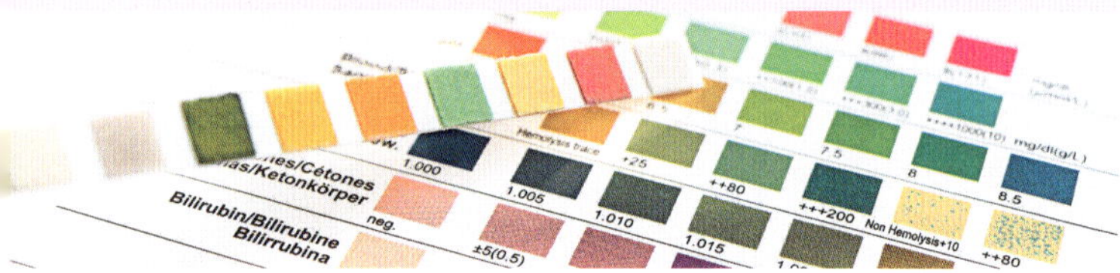

Natürliche Blasen-Bodyguards

Einige Pflanzen helfen gut bei den typischen Symptomen rund um Blasenprobleme:

1. Kapuzinerkresse und Meerrettich – die Antibiotika aus dem Garten

Senföle wirken wie natürliche Antibiotika, antibakteriell, antiviral und sogar gegen resistente Keime.

2. D-Mannose – der rutschige Trick

Diese Zuckerart bindet sich an *Escherichia coli* und verhindert deren Andocken an die Blasenwand. Ideal zur Vorbeugung und bei ersten Symptomen

3. Bioflavonoide und weitere Pflanzen

- Goldrute: entwässernd, entzündungshemmend.
- Birke und Brennnessel: Sie spülen sanft durch.
- Orthosiphon (Katzenbart): Phyto-Klassiker.
- Cranberry? Ja – aber nur mit hochdosiertem OPC-Gehalt, nicht bei akuten Infekten geeignet.

4. Vaginalzäpfchen mit Milchsäurebakterien oder ätherischen Ölen

- Eine stabile Scheidenflora dient als Schutzschild gegen Blaseninfekte.
- Gute Kombination: *Lactobacillus rhamnosus* und *Lactobacillus reuteri*, aber der Stamm ist entscheidend!
- Vaginalzäpfchen mit ätherischen Ölen, die Keime abtöten können. Sie sind als Rezeptur in darauf spezialisierten Apotheken erhältlich.
- Vitamin C, Teebaumöl (mikrodosiert) oder Rosengeranie.
- Auch nach Antibiotika oder nach dem Sex anwenden!

Was tun?

Wenn sich bereits eine Entzündung ausgebildet hat, gibt es einiges an Hilfen:

- Viel trinken, pflanzliche Extrakte, Wärmekissen.
- Combur-Test verwenden.
- D-Mannose plus pflanzliche Desinfizienzien.
- Wenn du kein Fieber hast, erst mal abwarten; eventuell 1–2 Tage pflanzlich begleiten, genügend trinken.
- Bei Schmerzen, Blut oder Fieber: Ab zum Arzt!

Scheidenflora aus dem Takt

Das Gleichgewicht ist futsch. Die gute Vaginalflora – angeführt von Laktobazillen – ist aus dem Ruder gelaufen. Man spricht dann von Dysbiose. Das ist nicht zwingend eine Krankheit, kann aber reichlich Ärger machen. Wie eine WG ohne Putzplan: noch bewohnbar, aber nicht mehr ganz hygienisch. *Lactobacillus iners* übernimmt das Zepter als das »Chamäleon unter den Laktobazillen«, nicht klar schützend oder schädlich, aber es zeigt an, dass das mikrobielle Gleichgewicht gestört ist.

Vaginaldysbiose

Bedeutet einfach gesagt: Die guten Laktobazillen (*L. crispatus, L. jensenii* & Co.) verlieren die Kontrolle – und die Störenfriede übernehmen.

Ergebnis:

- pH-Wert steigt über 4,5.
- Es riecht »fischig«.
- Es brennt, juckt, »ist komisch da unten«.

Vaginose

Hier feiern die falschen Bakterien eine Party; meist ist die Vaginose durch *Gardnerella vaginalis* & Co. verursacht. Symptome: fischiger Geruch, grünlicher Ausfluss, oft ohne Entzündung.

Das ist weniger Drama als bei einer Infektion, aber trotzdem kein Spaß.

Rezidivierende Vaginose

Die nervige Wiederholungstaste der Vaginalflora: chronisch zurückkehrende Vaginosen, d. h. mehr als 3–4 Episoden pro Jahr.

Ursachen:

- Biofilm (siehe unten)
- Instabiles Milieu
- Partner- oder pH-Wert-Probleme

INFO

MERKE!

Vaginaldysbiose = gestörtes Gleichgewicht
Vaginose = bakterielle Fehlbesiedlung, meist ohne Entzündung
Rezidivierende Vaginose = Wiederholungsschleife mit Biofilm-Bonus

Die Vagina ist kein stilles Blümchen. Sie ist ein hochaktives Ökosystem – mit Billionen Bakterien, pH-Balancen, Immunzellen und einem feinen Gespür dafür, wann jemand stört. Und wenn jemand stört, dann sind es meistens *Gardnerella vaginalis* und/oder *Fannyhessea vaginae* – Anführerin des vaginalen Biofilms und Hauptdarstellerin im Drama der bakteriellen Vaginose.

Gardnerella vaginalis – die Biofilm-Baumeisterin

Gardnerella ist nicht nur frech – sie ist clever. Sie bildet mit anderen anaeroben Bakterien einen Biofilm, eine Art Bakterien-WG mit Schutzschild. Einmal festgeklebt an der Vaginalwand, sind die Bakterien kaum noch mit normalen Antibiotika erreichbar.

→ Man kann sie nicht einfach »wegduschen« – und das ist gut so, denn Spülungen machen es schlimmer. Der typische »fischige« Geruch entsteht durch Aminoverbindungen, die Gardnerella & Co. produzieren – besonders nach dem Sex (Sperma = basisch).

Dieser Geruch ist nicht gefährlich, aber sozial limitierend – kein schöner Begleiter im Alltag oder in der Partnerschaft. Außerdem können sie die sogenannten »schlafenden Colibakterien« im Epithel der Blase (evtl. aus der letzten Blasenentzündung) reaktivieren und so eine (erneute) Blasenentzündung auslösen.

Was gegen Gardnerella und den Biofilm hilft

Zielgerichtete Therapien

- Antibiotika (rezeptpflichtig) lokal oder oral: Metronidazol, Clindamycin – aber meist nicht dauerhaft wirksam, da die Bakterien resistent werden und durch Biofilm nicht angreifbar sind
- Antiseptische Zäpfchen: mit Octenidin oder Dequaliniumchlorid
- Neue Ansätze: Enzyme zur Biofilmauflösung und gezielte Milchsäurebakterien

Aufbau statt nur Abräumen

- Lactobacillus-Zäpfchen (Lactobacillen oral oder als Zäpfchen vaginal): z. B. mit *L. crispatus*, *L. rhamnosus*

- Vitamin-C-Zäpfchen: senken den pH-Wert und fördern die gesunde Flora
- Milchsäurekur (kurzzeitig): Wiederherstellung des physiologischen pH-Werts

Pflanzenpower gegen Biofilm – Aromatherapie aus der Apotheke

- Teebaumöl, Lemongras
- Myrte, Thymian, Manuka
- Rosengeranie, Alchemilla, Lavendel, Rose

→ Anwendung z. B. in Sitzbädern oder Vaginalzäpfchen – nie unverdünnt! Apotheken mit Erfahrung in der Aromatherapie stellen dazu Zäpfchen, Partneröle und spezielle individuelle Mischungen her.

Pflanzenheilkraft ist vielfältig einsetzbar.

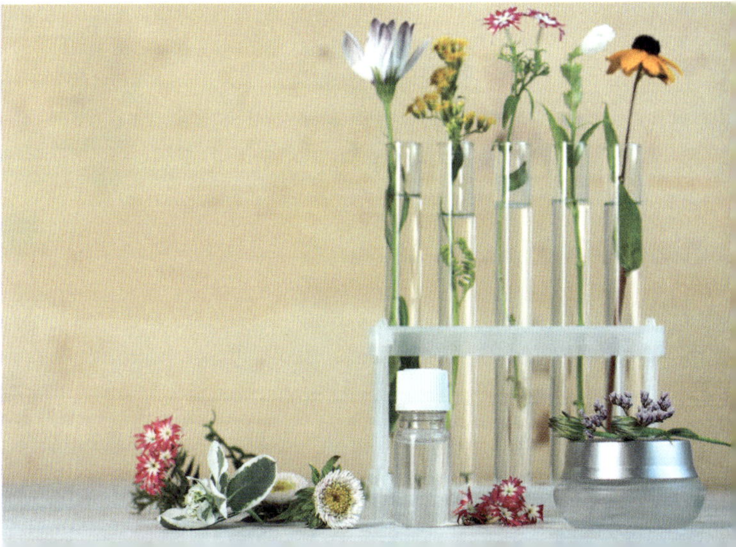

Dufte Medizin!

Wenn wir »Aromatherapie« hören, denken viele an Duftlampen, Räucherstäbchen und Esoterik. Aber: Aromatherapie ist keine olfaktorische Deko, sondern hochaktive Pflanzenmedizin. Gerade in der Frauenheilkunde hat sie in den letzten Jahren eine erstaunlich stille, aber wirksame Renaissance erlebt – von der Scheidenflora bis zur Beziehungspflege, mit Rezepten, die nicht nur gut riechen, sondern auch guttun.

Mehr als Parfüm: die »Wirkstoffgruppen« der ätherischen Öle

Was viele unterschätzen: Ätherische Öle sind komplexe chemische Cocktails mit klarer pharmakologischer Wirkung. Ätherische Öle wirken:

- Antibakteriell
- Antiviral
- Antifungal
- Krampflösend
- Stimmungsmodulierend
- (Manchmal) libidofördernd (Achtung, Jasmin!)

Sie sind also sozusagen die Multitools der Phytotherapie. Und sie duften nebenbei auch noch göttlich. Wichtig, dass ihr natürliche Öle verwendet und nicht naturidentische Stoffe, diese haben mit Natur so wenig zu tun wie der Erdbeergeschmack im Erdbeerjoghurt! Und je günstiger, desto skeptischer müsst ihr sein. Die Herstellung ätherischer Öle ist oft sehr aufwendig, besonders bei kostbaren Blütenölen wie Rosenöl *(Rosa damascena)*, einem der teuersten ätherischen Öle der Welt.

INFO

AUSFLUG IN DIE WELT DER TEUERSTEN ÄTHERISCHEN ÖLE

Für 1 ml reines Rosenöl braucht man etwa 2000–5000 frische Blütenblätter (je nach Sorte und Destillationsverfahren). Das entspricht ungefähr 4–5 kg Rosenblüten für nur 1 Milliliter Öl.

Der Grund: Rosen enthalten nur winzige Mengen ätherischen Öls, und der Ertrag ist extrem gering. Der Preis reinen Rosenöls liegt zwischen 30 Euro und 80 Euro pro Milliliter, je nach Herkunft, Reinheit, Bio-Qualität und Händler. Hochwertiges bulgarisches oder türkisches Rosenöl *(Rosa damascena)* kann auch über 100 Euro pro Milliliter kosten. Oud (Adlerholzöl) gilt oft als das teuerste ätherische Öl weltweit, da es nur entsteht, wenn bestimmte Aquilaria-Bäume krank werden – eine seltene, fast mystische Ressource.

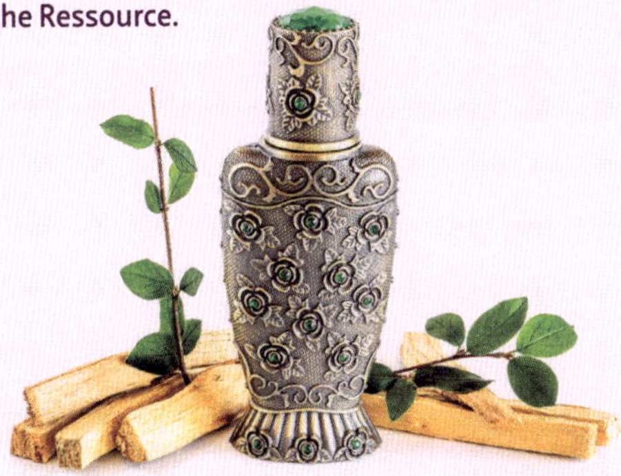

»Naturidentisch« ist wie »fast Bio« – also eher nicht echt

Wenn auf dem Fläschchen »naturidentisch« steht, bedeutet das: »Wir haben's im Labor nachgebaut, aber es riecht fast wie das Original!« Medizinisch übersetzt: Keine echten Pflanzenstoffe drin, und das bedeutet: keine echte Wirkung, dafür mögliche Hautreizungen oder Allergien. Bitte beachte bei der Produktwahl:

- »Natürlich« ist nicht automatisch harmlos. Nur weil's aus der Pflanze kommt, heißt das nicht, dass es unbedenklich einfach so dosiert werden kann. Zimtöl z. B. kann auf der Haut heftig brennen. Also immer verdünnen (z. B. in Jojobaöl, Rotöl, Olivenöl) und nie pur auf die Haut!
- Bio-Qualität: Wenn schon Pflanze, dann bitte ohne Chemie-Doping. Pestizidfreies Öl ist weniger Stress für Leber, Haut und Nase.
- GC/MS-Analyse: Klingt technisch? Ist es auch, aber wichtig! Ein Gaschromatographie-Zertifikat zeigt: »Ja, ich bin wirklich Lavendel – kein billiger Lavandin-Verschnitt.« Seriöse Hersteller zeigen dir das, oder du kaufst dein Öl in der Apotheke.
- Teuer ist nicht immer besser, aber 3 Euro für 10 ml Rosenöl? Wenn du für 3 Euro ein Fläschchen »Rosenöl« bekommst, hast du vermutlich den künstlichen Billigverschnitt in der Hand. Echte ätherische Öle kosten Geld. Qualität braucht Arbeit, nicht nur Aroma.

Aromatherapie bei rezidivierender Vaginaldysbiose

Immer wieder Bakterien, Pilze, Brennen, Geruch – die »Gärtnerin im Intimbereich« ist verzweifelt (siehe auch Seite 132). Das sogenannte Vagibiom braucht keine Diversität! Hier kommt medizinische Aromatherapie ins Spiel. Sie wirkt dort, wo Antibiotika häufig versagen: lokal, biofilm-penetrierend und floraerhaltend. In schweren Fällen kann dein Therapeut von einem Labor ein Aromatogramm anfertigen lassen, in dem ähnlich wie bei einem Antibiogramm die Empfindlichkeit der Erreger auf bestimmte Aromaöle getestet wird.

Typische Wirkstoffhelden

Zu möglichen Anwendungsformen siehe Seite 135.

- Teebaumöl *(Melaleuca alternifolia)*: antibakteriell, fungistatisch
- Rosengeranie: entzündungshemmend, ausgleichend
- Manuka: stark antibakteriell
- Lavendel fein: beruhigt Schleimhaut und Seele
- Myrte: antiviral und adstringierend; wirkt regulierend bei veränderten PAP-Werten

Wichtig

Ätherische Öle niemals pur auf Schleimhäute. Immer verdünnen. Auch Gerbstoffkonzentrate werden als »Rezeptur« in einigen Apotheken angefertigt, die sich darauf spezialisiert haben.

Immunbooster

Die meisten Infekte lösen sich von selbst – wenn das Immunsystem wach, aufmerksam und gut genährt ist. Das gilt ganz besonders für HPV (humane Papillomviren) – die Viren, die niemand haben will, aber viele haben. Meist verschwinden die Viren binnen 1–2 Jahren – aber nur, wenn das Immunsystem mitspielt.

Was hat das Immunsystem mit HPV und PAP zu tun?

- HPV-Infektionen sind weitverbreitet – oft harmlos, manchmal hartnäckig; bestimmte HPV-Viren können Gebärmutterhalskrebs auslösen!
- Der PAP-Test zeigt Zellveränderungen am Gebärmutterhals, die durch HPV entstehen können; **daher regelmäßiger Besuch bei deinem Gynäkologen zur Krebsprävention einmal im Jahr.**
- Ein schwaches Immunsystem heißt: Die Viren bleiben → Zellveränderung bleibt → evtl. Biopsie, Konisation & Co.

Das »PAP-Programm«: Zäpfchen, Kräuter, Geduld

Dein PAP ist auffällig? Dann heißt es, nicht in Panik verfallen, sondern Kontrolle beim Gynäkologen und:

- Mikronährstoffe auffüllen: Vitamin D, Zink, Folsäure, Selen, Omega-3-Fettsäuren.

- Vaginale Schleimhautpflege: Milchsäure, Vitamin C, Laktobazillen.
- Zäpfchenkur mit Pflanzenpower:
  - Teebaumöl, Lemongras, Myrte, Rosengeranie
  - Sanddorn oder Nachtkerze als Träger, z. B. 1 Zäpfchen abends, 10–14 Tage kurweise
- Darm aufbauen: Die Scheidenflora beginnt im Darm – Präbiotika, Probiotika, weniger Zucker
- Rauchen? Besser nicht, denn Nikotin schwächt die lokale Abwehr massiv.

DEINE IMMUN-BOOSTER AUS DEM GARTEN

Tipp	Wirkung
Ingwer und Zitrone	Entzündungshemmend und antioxidativ
Kurkuma und Pfeffer	Aktivieren Leber und Entgiftung
Vitalpilze (Reishi)	Immunregulierend, besonders bei Schleimhautproblemen
Brokkoli und Kohlsprossen	Glucosinolate – antivirale Pflanzenstoffe
Knoblauch	Antiviral, antibakteriell – die kleine weiße Granate

Zusammenfassung

HPV ist keine Sackgasse – sondern ein Signal. Ein Signal, das dein Immunsystem weckt, deine Schleimhaut fordert und deine Selbstfürsorge trainiert.

Mit Pflanzenkraft, Mikronährstoffen, Zäpfchenliebe und einem Lächeln kommt die Abwehr zurück. Und die PAP-Werte normalisieren sich. Aber engmaschige Kontrolle bei deinem Gynäkologen ist wichtig, um zu sehen, ob dein Immunsystem es allein schafft, Keime in Schach zu halten!

Superhelden fürs Immunsystem

Wenn Bakterien anklopfen und Viren Party machen wollen, brauchen Mann und Frau eine Truppe, die nicht nur hilft, sondern heldenhaft abwehrt – mit Stil, Stärke und einem ordentlichen Schuss ätherischem Öl.

- **Enzyme:** Die Macher fürs Grobe – schneiden, spalten, räumen auf. Enzyme sind wie Biowaffen auf molekularer Mission. Sie knacken die feindlichen Strukturen und sorgen dafür, dass Keime in die Knie gehen. Zack, erledigt!
- **Aromatherapie:** Mit ätherischen Ölen wie Eukalyptus, Thymian & Co. sorgst du für frischen Wind in deinen Atemwegen – nicht nur wohltuend, sondern auch antibakteriell.
- **Propolis:** Direkt aus dem Bienenstock auf deine Seite gezogen – das Harz der Königinnenarmee. Propolis legt einen schützenden Schild um deine Schleimhäute und sagt zu den Bakterien: »Nicht heute!«
- **Vitamin D – der Sonnenkrieger:** Wenn's draußen grau ist und Erkältungslage herrscht, kommt er aus dem Schatten. Vitamin D dirigiert deine Immunzellen wie ein Feldherr: Angriff auf Infekte, Rückzug der Erreger, Heilung in Sicht. Auch als Kapsel – Sonnenpower ohne Sonnenschein!

Pflanzliche Superkräfte fürs Immunsystem

Willkommen im inneren Einsatzkommando deines Körpers. Die Viren schlagen Alarm? Die Bakterien klopfen an? Dann wird es Zeit für den Einsatz der Grünen Garde:

- **Melisse** – die sanfte Friedensstifterin. Klingt nett, ist aber ein echter Virus-Schreck. Ihre ätherischen Öle streicheln die Nerven und werfen Viren gleichzeitig aus dem Club.
- **Cystus** – reich an Polyphenolen, klebt dieser Pflanzen-Superheld, genannt Zistrose, sich an Viren wie Kaugummi an Sneakers. Nur angenehmer. Und antibakteriell noch dazu! Verdünnt erhältlich als Tee und in Lutschtabletten.
- **Teebaumöl** – stark, scharf, kompromisslos. Dieses Öl rückt Pilzen und Bakterien auf die Pelle – aber Vorsicht: Unverdünnt ist es ein echter Draufgänger und gut bei Lippenherpes. Hautreizungen bei zu langer Lagerung möglich.
- **Echinacea** – der Zellcoach. Der lilafarbene Sonnenhut, der deine Immunzellen in Höchstform bringt, ist supernützlich in der Erkältungssaison – außer du hast ein übermotiviertes Immunsystem (bei Autoimmunerkrankungen nicht anwenden).
- **Lavendel** – der Virenschreck – beruhigt die Sinne, killt Keime. Wie ein Bodyguard im Spa-Bademantel.
- **Katzenkralle** – pflanzliche Immunmodulation mit antiviraler Kompetenz. *Uncaria tomentosa* stammt

aus dem Amazonasgebiet und wird traditionell zur Stärkung des Immunsystems eingesetzt. Ursprünglich fand sie Anwendung in der Onkologie und Rheumatherapie, da sie entzündungshemmend, immunmodulierend und zellschützend wirkt.

INFO

ACHTUNG, PFLANZENFREUNDE!

So kraftvoll die Natur ist, so sensibel ist auch der Körper. Manche Kräuter können allergisch reizen, andere sind nichts für Schwangere oder Kinder. Also: Immer auf die Dosierung achten, im Zweifel mit Arzt oder Apotheke abklären!

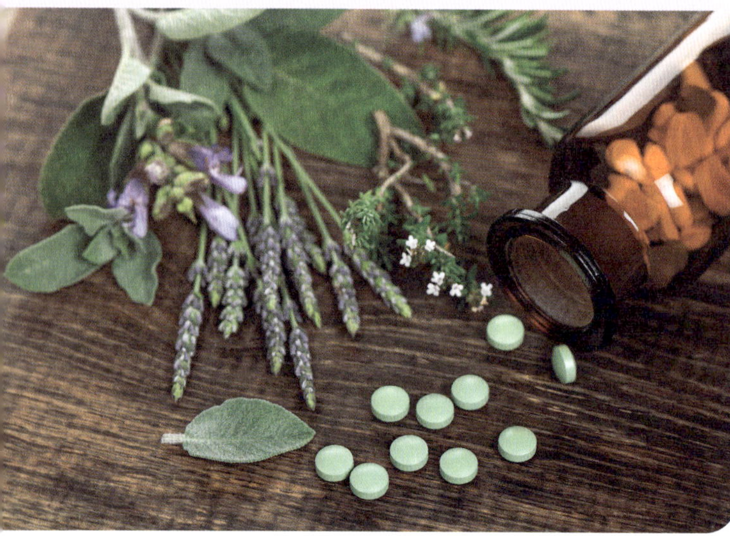

Fit im Hirn

Kennst du das? Du stehst im Raum, weißt nicht mehr, was du wolltest – und der Kühlschrank schaut dich an, als hätte er die Antwort. Willkommen im »Östrogennebel« – einer Phase, in der Hormone deinen Kopf in Watte packen, deine Gedanken sich verlaufen und dein Gedächtnis sich im Ruhemodus befindet. Aber keine Sorge: Es gibt Wege raus – mit Plan, Pflanzenkraft und einem Schuss Biochemie.

Nebel im Oberstübchen – Was ist da los?

Östrogene beeinflussen unser Gehirn mehr als ein Espresso vor dem Meeting: Sie steuern Botenstoffe wie Serotonin, Dopamin und Acetylcholin. Wenn in den Wechseljahren (oder auch durch hormonelle Schwankungen) das Östrogen Achterbahn fährt, denken viele plötzlich in Zeitlupe. Willkommen bei:

- Konzentrationsstörungen
- Wortfindungsproblemen
- Vergesslichkeit
- Stimmungsschwankungen mit Bonus-Tränenpaket

Klar im Kopf in fünf Schritten

Mit diesen fünf Schritten hast du schon viel für deine Gehirnfitness getan:

1. Tanken statt torkeln

Wasser, Omega-3, kurzkettige Fettsäuren, B-Vitamine,

Vitamin D – dein Gehirn will versorgt werden, nicht verdursten.

2. Move it, Baby!

Bewegung erhöht die Sauerstoffzufuhr und befeuert neue Verbindungen im Gehirn. 20 Minuten Walk = Upgrade fürs Denkzentrum.

3. Train your Brain

Kreuzworträtsel, neue Sprachen, Musikinstrumente – alles, was aus dem Denk-Sessel hilft, ist Gold wert.

4. Pflanzen an die Macht

Ginkgo, Rhodiola, grüner Tee und ein Hauch Kurkuma – das Gehirn liebt Pflanzenstoffe fast so sehr wie ein Gärtner seinen Kompost.

5. Entschleunigung mit Plan

Meditation, Atemübungen oder einfach mal zehn Minuten nichts tun – ja, das ist erlaubt! Der präfrontale Kortex dankt es dir.

INFO

BRAIN BOOSTER MIT PFLANZENPOWER & CO.

Ginkgo biloba **– der Gehirn-Gärtner – fördert die Durchblutung im Denkzentrum und macht die Synapsen wieder flott. Ideal für alle, deren graue Zellen gerade im Leerlauf sind.**

Rhodiola rosea **(Rosenwurz/Rami) – ist ein Adaptogen, das deinem Gehirn hilft, besser mit Stress umzugehen. Fördert den Fokus, hebt die Laune und macht Schluss mit dem mentalen Drama.**

Wenn der Nebel sich schwer verzieht …

… dann bitte nicht einfach weiter im Blindflug fliegen. Gedächtnisprobleme können auch andere Ursachen haben – von Schilddrüse bis hin zur Depression. Lieber einmal zu viel abklären lassen, als sich mit Nebelleuchte durchs Leben zu tasten. Du starrst auf deinen Bildschirm, suchst nach dem Wort »Wort«, vergisst, warum du in die Küche gegangen bist, und denkst ernsthaft darüber nach, ob dein Gehirn sich gerade im Energiesparmodus befindet? Willkommen im Club der Vernebelten – willkommen beim »Brain Fog«. Brain Fog ist keine Einbildung, sondern eine echte kognitive Erschöpfung. Der Kopf ist matschig, das Denken langsam, die Konzentration im Off. Gründe dafür gibt es so viele wie Sand am Meer:

- **Östrogenmangel:** Besonders in den Wechseljahren fühlt sich das Gehirn gerne mal an wie ein übersprudelnder Wasserkocher ohne Deckel.
- **Lithiummangel:** Fehlt's an Lithium, kann die Stimmung kippen und das Gedächtnis gleich mit. In Mikrodosierung, verschreibungspflichtig.
- **Omega-3-Mangel und kurzkettige Fettsäuren:** Ohne DHA (Docosahexaensäure) denkt es sich schlechter.
- **Schlafmangel:** Ohne nächtlichen Daten-Reset wird dein Hirn zum RAM-Speicher mit Dauerüberlastung.
- Stress, Reizüberflutung, schlechte Ernährung, chronische Entzündungen

Was tun, wenn's obenrum flauschig wird?

1. Pflanzliche Kraft tanken

Deine grüne Taskforce gegen geistige Umnachtung ist bereit. Ginkgo, Ginseng, Rosenwurz & Co. sorgen für Durchblick, Fokus und mentale Energie. Kombinierbar, aber bitte nicht zu viel: lieber gezielt und passend auswählen.

2. Fettsäuren (für den Kopf)

Das Gehirn besteht zu über 60 Prozent aus Fett. Besonders DHA aus Algenöl oder andere Omega-3-Fettsäuren helfen den Synapsen und der Datenautobahn.

3. B-Vitamine – das Upgrade für Denkstrom

B12, B6, Folsäure – ohne sie läuft dein Neurotransmitter-Netz so lahm wie eine Ente.

4. Schlaf, Schlaf, Schlaf ...

Ohne ihn kein Detox, keine Synapsenpflege, kein Gedächtnis-Upload. Wer denken will, schläft erst mal.

5. Lithium (mikrodosiert)

Der unterschätzte Gehirnpolizist. Studien zeigen: Mikrodosen können schützen und bei Brain Fog helfen. Aber: Nur nach Rücksprache mit ärztlichem Rezept, da verschreibungspflichtiger Arzneistoff nach Apothekenrezeptur.

Und das Wichtigste:

Dein Gehirn braucht nur mal wieder ein bisschen Wellness. Denk an Bewegung an der frischen Luft, Sonne, Wasser, Algenöl und regelmäßige Mahlzeiten!

Neurotransmitter – Die WhatsApp-Gruppe im Gehirn

In deinem Kopf wird pausenlos gefunkt, geflüstert und gefeuert – nicht von TikTok, sondern von deinen Neurotransmittern. Diese Botenstoffe sind der Messengerdienst deiner Gedanken: Ohne sie keine Stimmung, kein Gedächtnis, kein: »Warum bin ich gerade in der Küche?« – »Wo habe ich das Auto geparkt?« oder auch »Wo habe ich meinen Autoschlüssel hingelegt?«

- **Acetylcholin** – der Gedächtnis-Meister
  Verantwortlich für Lernen, Konzentration und schnelle Reaktionen. Wenn du mal wieder den Namen deiner Katze vergisst, obwohl sie auf deinem Schoß sitzt – Acetylcholin war wohl gerade offline.

Die Kommunikation zwischen Synapsen

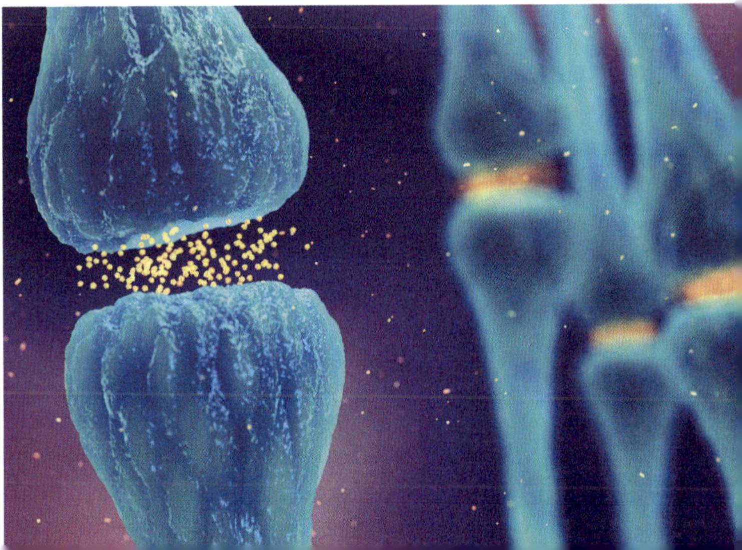

- **Dopamin** – der Belohnungsjunkie
  Jede gute Idee, jedes Aha-Erlebnis, jedes »Ich hab's geschafft« befeuert Dopamin. Und unser »Belohnungssystem«.
- **Serotonin**– der innere Sonnenstrahl
  Es ist für gute Laune, innere Ruhe und gesunden Schlaf zuständig. Läuft's im Leben mit Sand im Getriebe, kann Serotoninmangel der Übeltäter sein.
- **GABA** – der Weichspüler
  Hält dich ruhig und fokussiert und schützt wie ein Kokon. Ohne GABA fährst du im Gedankenkarussell – Schlafprobleme inklusive.
- **Noradrenalin** – der Wachmacher
  Gibt Power, Fokus und Kampfgeist. Aber wehe, er ist ständig aktiv, dann mutiert dein Hirn zur koffeinbetriebenen Rakete mit Reizüberflutung.

Was hilft? Die Hirn-Wartung in drei Schritten:

1. Entstressen:
Meditation, Natur, Humor – alles, was Cortisol wieder in sein Homeoffice schickt.

2. Acetylcholin boosten:
Mit Cholin-haltigen Lebensmitteln (Eier, Soja, Lecithin), Ginkgo, Algenöl, Vitamin D und B-Vitaminen.

3. Einen Rhythmus finden:
Dein Hirn liebt Schlaf, Routine und gelegentlich ein bisschen Langeweile (für kreative Gedanken!).

Adaptogene und grüne Wachmacher

Wenn der Kopf im Kalender festhängt, der Akku bei 25 Prozent steht und selbst die Espressomaschine mitleidig schaut – dann ist es Zeit für die grüne Eingreiftruppe: Adaptogene, Pflanzenhelden und Nerventoniker, die Stress nicht bekämpfen, sondern ausbalancieren. Sie wirken nicht wie Energydrinks, sondern eher wie ein Coach mit ruhiger Stimme: »Komm. Wir schaffen das. Aber ohne Herzrasen, bitte!«

Was sind Adaptogene eigentlich?

Adaptogene sind Pflanzenstoffe, die dem Körper helfen, besser mit Stress umzugehen – ob körperlich, emotional oder mental. Sie wirken ausgleichend, regulierend und nicht sedierend – wie ein innerer Thermostat.
Wichtig: Sie pushen nicht um jeden Preis, sondern stärken die Stressresistenz langfristig.
Da wäre:

Ginseng – der König mit Wurzelkrone
Panax ginseng ist der Chef unter den Adaptogenen:
- Leistungsförderung, Konzentration bessern, Erschöpfung beheben.
- Standardisierte Extrakte zeigen:
- Bessere Reaktionszeit
- Mehr Stressresistenz
- Weniger mentale Müdigkeit

→ Aber Achtung: Nicht bei akutem Bluthochdruck oder abends anwenden!

Rosenwurz – die Skandinavierin unter den Stressrettern
Rhodiola rosea: Wenn Nordlichter nervenstark bleiben, liegt's vielleicht an dieser Wurzel. Der Extrakt zeigt Wirkung bei:
- Stressbedingter Erschöpfung
- Innerer Unruhe
- Müdigkeit ohne körperliche Ursache

→ Besonders gut für Menschen, die unter Stress blockieren.

Ashwagandha – der indische Nervenschmeichler
Withania somnifera, auch Schlafbeere genannt, ist im Ayurveda der Joker für:
- Erschöpfung mit Anspannung
- Schlafstörungen durch Stress
- Angst mit unterschwelliger Unruhe
- Senkt Cortisol, stabilisiert Stimmung, macht ruhig, aber nicht schlapp.

→ Nicht in Schwangerschaft, Stillzeit, bei Lebererkrankungen und nicht für Kinder geeignet.

Eleutherococcus – der sibirische Geheimtipp
Die Taigawurzel ist weniger bekannt, aber verlässlich.
- Stärkt Ausdauer, Leistungsfähigkeit und Immunsystem.

→ Achtung nicht bei Bluthochdruck!

Ginkgo – das Hirnkraut mit Geschichte
Ginkgo biloba fördert Durchblutung und Mikrozirkulation, v. a. im Gehirn. Der Spezialextrakt EGb 761® hat sich in Studien bewährt (z. B. in Tebonin®):
- Verbessert Aufmerksamkeit
- Reduziert Stresssymptome, sorgt für emotional calming
- Hilft bei Konzentrationslöchern und »Brain Fog«

Kakao – Glück zum Löffeln
Ja, du darfst! Kakao (nicht Milchschokolade!) enthält:
- Theobromin und Tryptophan (sanft stimulierend)

EXTRA

- Flavonoide (durchblutungsfördernd)
- Anandamid (der Name sagt alles: Glücksmolekül)

→ Schokolade mit über 80 Prozent Kakaoanteil ist ein Mini-Antidepressivum mit Geschmack!

Grüner Tee – oder besser als Extrakt?
L-Theanin macht den Unterschied: Während Koffein wach macht, sorgt Theanin für innere Ruhe. Auch hier sind Spezialextrakte gefragt, nicht nur der Tee, der mehr Polyphenole enthält.

Kaffee – der Klassiker!
Kaffee ist kein Feind – aber auch kein Therapeut.

- Gut bei akuter Müdigkeit, aber Stressverstärker bei Dauergebrauch.
- Ohne Milch und Zucker und am besten als Espresso wasserdampfgebrüht.

KAFFEE KANN MEHR!

Wenn er schwarz getrunken wird …

- **regt er Stoffwechsel und Fettverbrennung an.**
- **wirkt er antioxidativ und entzündungshemmend.**
- **senkt er Risiko für Krebs, Diabetes Typ 2 und neurodegenerative Erkrankungen.**
- **fördert er Konzentration und Verdauung.**

Ohne Milch und Zucker wirkt Kaffee optimal!

Adaptogene sind keine Wundermittel – aber sie stärken Resilienz, Energie und Gleichgewicht, ohne dich überdrehen zu lassen. Wenn dein Akku öfter leer ist, gönn dir eine pflanzliche Pause. Nicht zum Abschalten, sondern zum Besser-Einschalten. Aber auch nicht zum Dauergebrauch, sondern zur punktuellen Unterstützung.

Schlusswort

Mönchspfeffer und Frauenmantel – zwei wunderbare Pflanzen, die Frauen schon seit Jahrhunderten begleiten. Sie stehen für Balance, für zyklisches Wissen, für natürliche Regulation. Doch so kraftvoll sie auch sind: Ihre Wirkung ist kein Zufall.

Pflanzen sind großartige Begleiter – sanft, klug, komplex und zutiefst individuell. Sie hören nicht auf Trends, sondern auf jahrtausendealte Erfahrungen. Aber genau deshalb gehören sie auch in kompetente Hände: in deine und in die von Menschen, die sich damit auskennen.

Und das finden wir nicht bei »Dr. Internet« oder Onlineforen, sondern bei Menschen, die sich mit Herz, Erfahrung und fundierter Ausbildung der Gesundheit widmen: Apothekerinnen und Apotheker, Hebammen und alle therapeutisch tätigen Menschen.

Sie können einschätzen, wann Frauenmantel wirklich stärkt – und wann man besser eine andere Richtung einschlägt. Sie wissen, wie Mönchspfeffer dosiert wird, ob er passt, ob und wie er gerade gebraucht wird – oder ob er stört. Und sie wissen, wie sich pflanzliche Mittel mit schulmedizinischen Ansätzen sinnvoll verbinden lassen.

Darum unser herzliches Plädoyer: Nimm Pflanzen ernst. Und dich selbst auch.

Lass dich beraten, hör auf dein Bauchgefühl, aber auch auf fachkundige Menschen vor Ort. So wirken Pflanzen nicht nur gut, sondern genau richtig für dich.

ANHANG

Zugelassene Pflanzenextrakte

Die folgende Liste enthält Beispiele zugelassener Pflanzenextrakte, diese sind nicht mit den Nahrungsergänzungsmitteln aus dem Internet vergleichbar. Diese Liste erhebt keinen Anspruch auf Vollständigkeit.

Pflanzenstoff/ Wirkstoff	Typisches Nahrungsergänzungsmittel	Zugelassenes Arzneimittel	Hinweis
Lavendel	Lavendelöl-Kapseln aus dem Internet und Drogeriemarkt	Lasea® *	Lasea enthält Silexan®, standardisiertes Lavendelöl WS 1265, wirkt bei innerer Unruhe
Johanniskraut	Johanniskraut-Kapseln ohne Standardisierung Johanniskraut-Tee aus dem Supermarkt funktioniert nicht!	Jarsin * Laif® * Faros® *	Arzneimittel mit geprüftem Hypericin-Gehalt, gegen leichte bis mittlere Depression WS5571/WS5572/ STW-3-VI
Ginkgo biloba	Ginkgo-Kapseln mit unklarem Extraktgehalt, enthalten eventuell Gingkolsäuren	Tebonin® *	Ginkgo-Spezialextrakt EGb 761, geprüft auf Durchblutungsstörung im Gehirn
Mönchspfeffer	Diverse Kapseln mit Fantasienamen aus Drogerie und Internet	Agnucaston® * Mastodynon® * Agnolyt® *	Standardisierter Mönchspfeffer-Extrakt BNO 1095 als Dragees oder weitere Extrakte in einer Tinktur zur Behandlung von PMS und Zyklusstörungen
Traubensilberkerze	Kapseln aus dem Internet mit vielsagenden Bezeichnungen	Klimadynon® * Remifemin® *	Enthält einen standardisierten Cimicifuga-Extrakt BNO 1055 zur Linderung klimakterischer Beschwerden
Rosenwurz	Kapseln aus dem Internet	Vitango® * Rhodiologes® *	Rosenwurzspezialextrakt WS 1375 oder WS SHR-5 zur Unterstützung bei Stress

* apothekenpflichtige Arzneimittel zum Teil in versch. Konzentrationen erhältlich

Hersteller und Produkte

Diese Tabelle enthält eine Auswahl an Herstellern, die sich durch hochwertige Produkte mit einem pflanzlichen oder ganzheitlich-naturheilkundlichen Ansatz auszeichnen. Die Liste basiert auf langjähriger Praxiserfahrung, guter Verträglichkeit und positiven Rückmeldungen aus Fachkreisen und Patientenberichten.

WICHTIGER HINWEIS

Die Nennung der Firmen erfolgt unabhängig, rein informativ und ohne kommerzielle Interessen. Es handelt sich weder um eine Empfehlung im medizinischen Sinne noch um eine Bewertung im Vergleich zu anderen Herstellern. Die Auswahl erhebt keinen Anspruch auf Vollständigkeit. Bei gesundheitlichen Beschwerden sollte stets eine individuelle Beratung durch Arzt, Therapeut und in der Apotheke erfolgen!

Bei Fragen oder Anliegen wende dich gern über die Website des Netzwerks Frauengesundheit an uns: www.netzwerk-frauengesundheit.com

Firma **	Bereich	Webseite
Ardeypharm	AM, NEM	www.ardeypharm.de
Arktis Biopharma	NEM	www.arktisbiopharma.de
Biokanol Pharma	NEM, MP	www.biokanol.de
Bionorica	AM, PT	www.bionorica.de
Ceres Heilmittel	AM, PT	www.ceresheilmittel.de
DHU Arzneimittel	AM	www.dhu.de
Dr. Jacob's Medical	NEM	www.drjacobs.de/de/
Dr. Kade	AM, MP	www.kade.de
Dr. Koll Biopharm	Gemmoextrakte, NEM, PT	www.koll-biopharm.de
Dr. Loges	AM, PT, NEM	www.loges.de
Dr. Niedermaier Pharma	NEM	www.niedermaier-pharma.de
Dr. Rilling Healthcare	NEM	www.rilling-healthcare.de www.vivobase.com

Firma **	Bereich	Webseite
Dr. Willmar Schwabe	AM, PT	www.schwabe.de
Dr. Wolz	NEM, PT	www.wolz.de
Eisbär Apotheke	AM, NEM, PT, AR, Rezepturen	www.eisbaerapotheke.de
Gebomed	NEM, MP	www.gebomed.eu
Gonadosan	NEM	www.fertilovit.com/de
Heidelberger Chlorella	NEM	www.heidelberger-chlorella.de
Heel	AM	www.heel.de
Hevert	AM, NEM, PT	www.hevert.de
Hypo-A	NEM	www.hypo-a.de
InnovaVital	NEM	www.innova-vital.de
Kanne Brottrunk	LM	www.kanne-brottrunk.de
Karo Healthcare	AM, MP, NEM	www.karohealthcare.de/produkte
Köhler Pharma	NEM	www.koehler-pharma.de
Kräutermixtur	NEM, PT	www.kraeutermixtur.de
Kyberg Vital	NEM	www.kyberg-pharma.de
Laves – Arzneimittel	AM, PT, NEM	www.laves-pharma.de
Medice	AM, PT	www.medice.com/de-de/produkte
Menssana	NEM	www.menssana.de
Meta Fackler – Arzneimittel	AM,	www.metafackler.com
MTS Marine Therapy Solutions	NEM	www.marine-therapy.com
Norsan	NEM	www.norsan.de
Nutrimmun	NEM	www.nutrimmun.de
Pascoe	AM, PT, NEM	www.pascoe.de
PEKANA Naturheilmittel	AM, PT	www.pekana.com
Pflüger – Pharma	AM, NEM	www.pflueger.de
Pharma Nord	AM, NEM	www.pharmanord.de
Phoenix Laboratorium	AM	www.phoenix-lab.de
Pohl- Boscamp	AM	www.pohl-boskamp.de
Primavera	AR	www.primaveralife.com
Repha	AM, PT	www.repha.de
Spenglersan	AM	www.spenglersan.de
Steierl Pharma	AM	www.steierl-pharma.de
Symbiopharm	AM, NEM	www.symbiopharm.de
Taoasis	AM	www.taoasis.com
Terra Mundo	NEM, PT	www.terra-mundo.de
Tigogreen	NEM, PT	www.tigogreen.com
Vitals	NEM, PT	www.vitals.eu/de-de
Vitorgan Arzneimittel	AM	www.vitorgan.de
Wala Arzneimittel	AM	www.walaarzneimittel.de
Weber& Weber	AM, NEM, PT	www.weber-weber.de/microbiotica.de
Wörwag Pharma	AM	www.woerwagpharma.de

** Es wurde bewusst auf eine wirtschaftlich-rechtliche Firmierung und ®-Kennzeichnung verzichtet, um die Übersichtlichkeit zu wahren; du kannst diese dem Impressum der jeweiligen Website entnehmen. • Abkürzungen: Arzneimittel AM, Aromatherapie AR, Lebensmittel LM, Medizinprodukte MP, Nahrungsergänzungsmittel NEM, Phytotherapie PT • Stand 07/2025

Links und Literatur

Links

www.natura-naturans.de: Traditionelle abendländische Medizin mit Pflanzenbüchern, Fortbildungen

www.netzwerk-frauengesundheit.com: Eine Frauenärztin klärt kritisch über alle Themen der Frauengesundheit auf unter Einbeziehung von Umweltfaktoren und Naturheilkunde

www.schoepferinsel.com: natürliche Heilmittel für die Gesundheit

www.inroso.com: Homöopathie und alternative Heilkunst, Bücher und CDs

www.bund.net/themen/chemie/toxfox/: App für den Einkauf hormonfreier Produkte

www.codecheck.info/: praktische App für den Einkauf umweltfreundlicher Kleidung, und Haushaltswaren

www.hpu-institut.de/: Spezialist für HPU und Ausbildung

www.phytodoc.de/: Heilpflanzen, Hausmittel und Lebensstil zur natürlichen Behandlung

www.tfm.de/: Therapeutische Frauenmassage, von Frauen und Männern erlernbar, in jeder Lebensphase anwendbar

www.phytotherapie.de/de/: Gesellschaft für Phytotherapie (GPT), setzt sich für wissenschaftlich fundierte Pflanzenheilkunde ein

www.michael-nehls.de/: der Gehirnspezialist, der sich für langes, gesundes Leben einsetzt

www.naturheilmagazin.de/: Infos rund um die Naturheilkunde mit Ärzteliste

www.naturundmedizin.de/: Karl und Veronika Carstens Stiftung, setzt sich für die Stärkung der Gesundheit ein, Förderung naturheilkundlicher Projekte

www.zentrum-der-gesundheit.de/: gut recherchierte Artikel zu Ernährung und Naturheilkunde

Außer diesen Links findest du auch bei vielen Firmen, die in der Tabelle stehen, Blogs, Newsletter, Therapeutenlisten und Infos über NEM und Pflanzen.

Literatur

I. Gerhard und B. Rias-Bucher, **Myome selbst heilen**. Mankau Verlag 2018

I. Gerhard, **Frauengesundheit – Ganzheitliches Heilwissen für Körper und Seele**. Trias im Thieme Verlag 2020

A. Göttert, **Das Logbuch der Hundertjährigen**. Sheema Medien Verlag 2020

N. Konrad, **Die Kraft deines Zyklus**. ChicagoBooks 2021

M. Madejsky, **Alchemilla: Eine ganzheitliche Kräuterheilkunde für Frauen**. Goldmann 2020

M. Madejsky, **Entgiften mit Heilkräutern**. AT Verlag 2024

M. Madejsky, **Praxishandbuch Frauenkräuter**. AT Verlag 2019

M. Nehls, **Das Lithium-Komplott**. Mental Enterprises 2025

H. Schilcher: **Leitfaden Phytotherapie: Mit Zugang zur Medizinwelt**. Urban & Fischer Verlag/Elsevier GmbH 2016

H. Schilcher et al: **Duft- und Heilpflanzen: sehen, verstehen, anwenden**. Stadelmann Verlag 2023

F. E. Weber, **Eine Frage der Phase**. Komplett Media GmbH 2024

M. Wiesenauer und A. Kerckhoff: **Phytopraxis. Springer**, 8. aktualisierte Auflage 2024

Register

Aus unserer Kompakt-Reihe

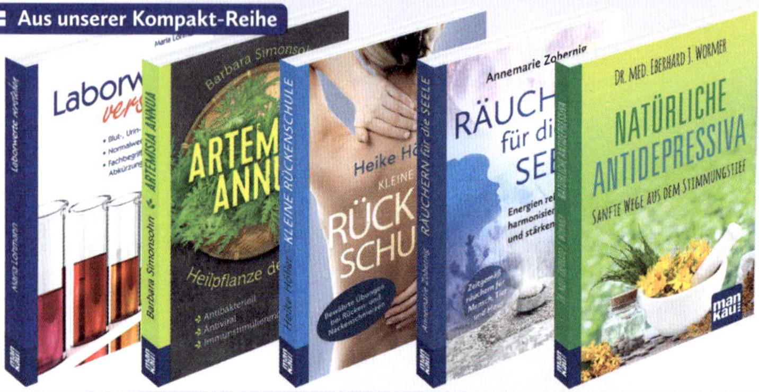

Alles auf einen Blick: **www.gesundheit-kompakt.info**

Casagrande: **Bachblüten in Schwangerschaft, Geburt und Stillzeit**
ISBN 978-3-86374-432-8

Drach-Schauer: **Kleine Fußschule**
ISBN 978-3-86374-617-9

Fischer: **Heimische Heil- und Vitalpilze**
ISBN 978-3-86374-710-7

Hätscher-Rosenbauer: **Kleine Augenschule**
ISBN 978-3-86374-314-7

Harnisch: **Moringa oleifera**
ISBN 978-3-86374-193-8

Haider-Wallner: **So klappt's mit dem Welt-Retten**
ISBN 978-3-86374-550-9

Höfler: **Energiequelle Beckenboden**
ISBN 978-3-86374-420-5

Höfler: **Kleine Rückenschule**
ISBN 978-3-86374-329-1

Li Wu/Klitzner: **Heiltees**
ISBN 978-3-86374-184-6

Lohmann: **Laborwerte verstehen**
ISBN 978-3-86374-158-7

Lux: **Grüne Hausapotheke f. Hunde**
ISBN 978-3-86374-641-4

Lux: **Grüne Hausapotheke f. Katzen**
ISBN 978-3-86374-655-1

Neumayer: **Erste Hilfe bei Hitzewallungen & Co.**
ISBN 978-3-86374-435-9

Neumayer: **Multitalent Zink**
ISBN 978-3-86374-317-8

Reik: **Tai Chi für zwischendurch**
ISBN 978-3-86374-377-2

Reim: **Faszien**
ISBN 978-3-86374-287-4

Rias-Bucher: **Garten-Smoothies**
ISBN 978-3-86374-199-0

Rias-Bucher: **Smoothies für Körper, Geist und Seele**
ISBN 978-3-86374-164-8

Röcker: **Heilen mit Bachblüten**
ISBN 978-3-86374-661-2

Simonsohn: **Artemisia annua**
ISBN 978-3-86374-474-8

Simonsohn: **Baobab. Die heilsame Frucht des Apothekerbaums**
ISBN 978-3-86374-614-8

Simonsohn: **Brennnessel**
ISBN 978-3-86374-652-0

Simonsohn: **Chia**
ISBN 978-3-86374-296-6

Simonsohn: **Holunder – Juwel der Hausapotheke**
ISBN 978-3-86374-717-6

Simonsohn: **Löwenzahn**
ISBN 978-3-86374-694-0

Simonsohn: **Salbei – Mutter aller Heilpflanzen**
ISBN 978-3-86374-706-0

Simonsohn: **Traube und Weinrebe: Heilpflanze der Volksmedizin**
ISBN 978-3-86374-688-9

Simonsohn: **Zistrose**
ISBN 978-3-86374-611-7

Spitz/Grant: **Vitamin D**
ISBN 978-3-86374-178-5

Straubinger: **Säure-Basen-Balance**
ISBN 978-3-86374-255-3

Weidinger/Weidinger: **Achtsamkeit für jeden Tag**
ISBN 978-3-86374-261-4

Wolffskeel: **Die 12 Salze des Lebens**
ISBN 978-3-86374-129-7

Wormer: **Fibromyalgie**
ISBN 978-3-86374-211-9

Wormer: **Natürliche Antidepressiva**
ISBN 978-3-86374-664-3

Zobernig: **Räuchern für die Seele**
ISBN 978-3-86374-535-6

Unsere Bücher erhalten Sie in Ihrer Buchhandlung!
Besuchen Sie auch unsere Internetseite mit Bestellmöglichkeit, Autorenvideos, Leseproben, Veranstaltungstipps und Newsletter: **www.mankau-verlag.de**

man kau